ナースのためのスキルアップノート

I want to improve my skills

看護の現場ですぐに役立つ
ドレーン管理のキホン

患者さんを安心させる処置法が身に付く！

株式会社レアネットドライブナースハッピーライフ編集グループ 著
長尾クリニック院長 **長尾和宏** 監修

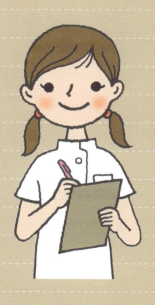

秀和システム

はじめに

　みなさんが考える「ドレーン」とは、どのようなものでしょうか。「患者さんの動きを制限するもの」「感染のリスクが高くなるもの」など、もし自分が患者さんだったら、よいイメージを持てないかもしれません。

　しかしドレーンには、体内の不要な液体や空気を排出するだけではなく、病状を把握するための重要な情報を与えてくれるものでもあります。

　ドレーンにはどのような種類があるか、どのようなときにドレナージを行うのか、覚えるべきことはたくさんあります。学校の勉強だけでは分からない、観察ポイントやドレーン管理の方法など、特に新人ナースであれば、初めて見ることも沢山あるでしょう。しかも、目の前にはドレナージ中の患者さんがいますから、「分からない」では済まないこともあります。

　また、かつての新人ナースも同様に、今までの勤務場所では見なかったドレーン、初めて触れるドレーン、たくさんあると思います。「先輩ナースには聞きにくい…」と悩むこともあるでしょう。そんな時は、まず「ドレーンの基礎」を思い出してください。

　本書は、ドレーン管理に必要な基礎知識を学べるよう、ポイントを絞って簡潔に解説しています。「ドレーンの基礎」にページを割いているのは、どの部位のドレーンにも共通する事柄がたくさんあるからです。そんな「今さら聞けない」看護の知識を、本書から少しでも学んで頂ければ幸いです。

2017年2月　「ナースハッピーライフ」編集グループ

監修の序

　多くの医療者は学校で病気や薬については詳しく習います。しかし、イザ現場に出ると学校では習わなかったことだらけです。その代表例が「ドレーン管理」でしょう。ドレーンは医師が挿入するものですが、その後の管理はコメデイカルに任せる場合が多いといえます。しかし、知っているようで知らないのが「ドレーン管理」に関する知識です。誰かに聞きたくても、聞きにくいような初歩的な疑問もあることでしょう。

　本書では多くのコメデイカルが抱えるそうした疑問について実に分かりやすく解説されています。現場に1冊置いておくと、とても役に立つに違いありません。さらに最近ではドレーンを留置中の患者さんがどんどん地域に帰ってきます。地域包括ケアの流れの中ではドレーン留置中の医療依存度の高い患者さんも容赦なく地域に帰ってきます。自宅で管理するのは、医療職だけでなく介護職や家族です。あるいは看護付き小規模多機能や介護施設にも、ドレーン留置中の患者さんがどんどん帰ってきます。時には長期的に管理を行うケースも増えています。

　本書は、これまでドレーンという言葉さえ聞いたこともなかったという方にも親切に書かれていています。これまで各専門領域で使われていたドレーンを「ドレーン管理」という視点で横断的に解説した斬新な医学書でもあります。人を幸せにするのが「ドレーン」の役割であり、決して不幸にするものではありません。それらは一生ものではないことも多く、ドレーンの「やめどき」についても詳しく解説されています。

　本書が多くの医療・介護関係者のみならず介護家族にとって現場で役に立ち、「幸せを運ぶドレーン」の指南書になることを確信しています。

2017年2月　長尾クリニック院長　長尾 和宏

看護の現場ですぐに役立つ
ドレーン管理のキホン

contents

はじめに……………………………………………… 2
監修の序……………………………………………… 3
本書の特長…………………………………………… 9
本書の使い方………………………………………… 11
この本の登場人物…………………………………… 12

chapter 1　ドレーンの基礎をおさらいしよう

ドレーン、カテーテル、チューブの違い ………………………………………… 14
ドレナージの原理 …………………………………………………………………… 16
ドレナージの超基礎知識 …………………………………………………………… 17
ドレナージの目的別分類 …………………………………………………………… 19
ドレナージの排液方法による分類 ………………………………………………… 21
ドレーン挿入部位による分類 ……………………………………………………… 24
吸引間隔による分類 ………………………………………………………………… 26
素材と形状の違い …………………………………………………………………… 29
ドレーン挿入の適応とタイミング ………………………………………………… 31
ドレーン挿入による身体への影響 ………………………………………………… 33
ドレーン管理の基礎の基礎 ………………………………………………………… 35
観察ポイント①　開通しているか ………………………………………………… 36
観察ポイント②　抜去、外れはないか …………………………………………… 38
観察ポイント③　どんなものが出ているか？ …………………………………… 40
観察ポイント④　固定部の皮膚障害はないか？ ………………………………… 42
観察ポイント⑤　感染していないか？ …………………………………………… 44
観察ポイント⑥　痛みはないか？ ………………………………………………… 45
　column　「手と目で護る」のが看護師の役割 ………………………………… 46

観察ポイント⑦　精神的なケアはできているか？ ……………………………………… 47

ドレーンの抜去 ………………………………………………………………………… 48

　column　ドレーンの目的 ……………………………………………………………… 50

chapter 2　ドレーン挿入による感染とその予防策を知ろう

感染徴候とは何か ……………………………………………………………………… 52

感染による身体への影響 ……………………………………………………………… 54

感染予防策の重要性 …………………………………………………………………… 56

感染予防ケーススタディ ……………………………………………………………… 59

　column　逆行性感染の代表例？　尿道カテーテルによる感染 ………………… 60

chapter 3　部位別のドレーン管理　腹腔ドレナージ

腹腔ドレナージとは …………………………………………………………………… 62

適応と目的 ……………………………………………………………………………… 63

挿入の実際 ……………………………………………………………………………… 65

挿入患者さんの観察ポイント ………………………………………………………… 67

感染予防対策 …………………………………………………………………………… 70

抜去の判断とタイミング ……………………………………………………………… 71

トラブルシューティング ……………………………………………………………… 72

　column　開腹手術とドレーンの関係 ……………………………………………… 74

chapter 4 部位別のドレーン管理　胆道ドレナージ

胆道ドレナージとは …………………………………………………………………… 76
適応と目的 ……………………………………………………………………………… 77
挿入の実際 ……………………………………………………………………………… 79
　column　胆道ドレナージは、外科なのか内科なのか ……………………………… 81
挿入患者さんの観察ポイント ………………………………………………………… 82
感染予防対策 …………………………………………………………………………… 85
抜去の判断とタイミング ……………………………………………………………… 86
トラブルシューティング ……………………………………………………………… 87

chapter 5 部位別のドレーン管理　胸腔ドレナージ

胸腔ドレナージとは …………………………………………………………………… 90
適応と目的 ……………………………………………………………………………… 92
挿入の実際 ……………………………………………………………………………… 94
挿入患者さんの観察ポイント ………………………………………………………… 98
感染予防対策 …………………………………………………………………………… 101
抜去の判断とタイミング ……………………………………………………………… 103
トラブルシューティング ……………………………………………………………… 105

chapter 6　部位別のドレーン管理　脳室ドレナージ

脳室ドレナージとは ……………………………………………………………… 108

適応と目的 ………………………………………………………………………… 110

挿入の実際 ………………………………………………………………………… 111

挿入患者さんの観察ポイント …………………………………………………… 114

感染予防対策 ……………………………………………………………………… 116

抜去の判断とタイミング ………………………………………………………… 117

トラブルシューティング ………………………………………………………… 118

chapter 7　部位別のドレーン管理　整形外科手術後ドレナージ

整形外科手術後ドレナージとは ………………………………………………… 122

適応と目的 ………………………………………………………………………… 123

挿入の実際 ………………………………………………………………………… 124

挿入患者さんの観察ポイント …………………………………………………… 126

感染予防対策 ……………………………………………………………………… 128

抜去の判断とタイミング ………………………………………………………… 129

トラブルシューティング ………………………………………………………… 130

　column　整形外科手術後の"滅菌管理"の重要性 …………………………… 132

chapter 8 部位別のドレーン管理 乳がん手術後ドレナージ

乳がん手術後ドレナージとは ……………………………………………………… 134

適応と目的 ………………………………………………………………………… 135

挿入の実際 ………………………………………………………………………… 136

挿入患者さんの観察ポイント …………………………………………………… 140

   column　進化し続ける "乳がんの術式" …………………………………… 141

感染予防対策 ……………………………………………………………………… 143

抜去の判断とタイミング ………………………………………………………… 144

トラブルシューティング ………………………………………………………… 146

   あとがき …………………………………………………………………………… 148

   索引 ………………………………………………………………………………… 149

注意

　本書は著者の調査、知見、出版時の最新情報などに基づき記述されたものですが、記載内容によるトラブル、損害、不測の事態などについて、著者、監修者、出版社はその責任を負いかねます。ご了承ください。

　実際の治療やケアに際しては、医師などにご確認ください。

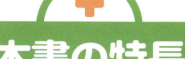

本書の特長

　ドレナージは、様々な病態、様々な術後に行われる処置のひとつです。種類も目的も多すぎて覚えられない…そんなお悩みを解消するために、本書では、パッと見て、ザックリわかる！　というのをコンセプトに説明してみました。

役立つポイント1　見出しを見ただけでイメージが掴める

　ドレーンについて調べようと思っても、覚えなければならない知識が多すぎて、「…って、結局何をすればいいの？」と思ったことはありませんか？

　とにかく、知りたいことがすぐにイメージできるよう見出しを工夫しました。

　「ザックリすぎるけど、逆に大丈夫？」と思うかもしれませんが、心配はいりません。必要な情報はポイントを絞って記載してあります。現場で必要なことはすべて本書に出てきますので安心してください。

役立つポイント2　実践ですぐに役立つ

　看護師の立場から、ついついやってしまう良くない行為や、誤りがちな行為は、こうすれば良いというように、実際の現場ですぐに使えるポイントがパッと見てわかるようにしてあります。

役立つポイント3　ベテランナースのアドバイス

　補足説明や痒いところに手が届く、ちょっとしたアドバイスを随所に入れてありますので、併せて読んでいただくことでより理解が深まるようになっています。

役立つポイント4　根拠がわかる

たんに「こうしなさい」というのではなく、なんでその行為が必要なの？　という理由や根拠も説明してあります。だから、無駄なく的確な対応ができるようになります。

役立つポイント5　日常業務で遭遇することの多い例を紹介

臨床の場面で遭遇する様々な場面を想定した実施方法が記載してあります。日常業務で遭遇することの多い例を記載してあるので、すぐに現場で役立ちます。また、患者やその家族への対応も具体的に理解することができます。

以上、看護師になりたての方だけでなく、ベテラン看護師まで幅広く参考にしていただければ幸いです。

ドレナージには、挿入部位や挿入の目的に関わらず、基礎的な部分で共通することはたくさんあります。まずは、基本をしっかりマスターし、次に各論をマスターしていきましょう！

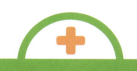

本書の使い方

　本書は第1章から第8章までで構成されています。
　ドレナージやドレーン管理の基礎的な内容のマスターから始まります。その後で、それぞれの部位に合わせ、ドレナージの目的、使用するドレーンの種類、ドレーン挿入のイメージなどをつかめるよう、様々な部位のドレーン管理に必要な項目を網羅しています。

　基本から学びたい人は最初から、ある項目だけ知りたい方は途中から、というように読む人に合わせてどこから読んでも知りたい情報が得られます。それぞれの項目でポイントを絞って解説してありますので、好きなところから読んでもらってかまいません。

　ドレーン管理には、異常の早期発見、感染予防、経過観察など、多くの視点での観察や対応が求められます。本書では、ドレーン管理業務の中で、どのような項目に着目すればよいかというのが、一目でわかります。

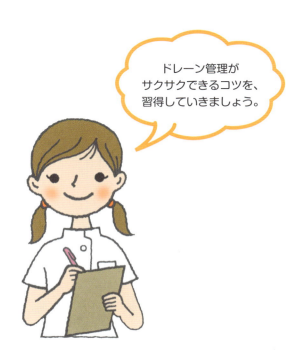

この本の登場人物

本書の内容をより的確に理解していただくために
医師、ベテランナース（看護師）、先輩ナースからの、アドバイスやポイントを解説しました。
また、新人ナースや患者さんも登場します。

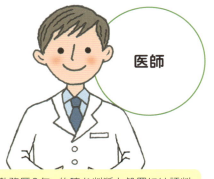

医師

病院の勤務歴8年。的確な判断と処置には評判があります。

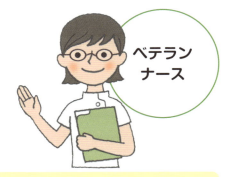

ベテランナース

看護師歴12年。優しさの中にも厳しい指導を信念としています。

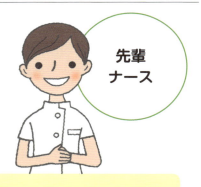

先輩ナース

看護師歴5年。新人ナースの指導役でもあります。

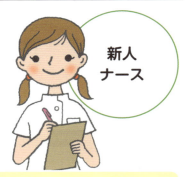

新人ナース

看護師歴1年。看護記録について、「Nurse Note」をまとめながら、勉強しています。

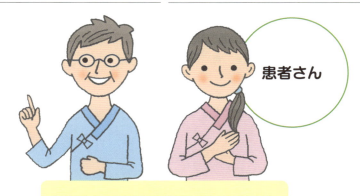

患者さん

患者さんからの気持ちなどを語っていただきます。

chapter 1

ドレーンの基礎を
おさらいしよう

ドレーンにはいろいろな種類がありますが、
共通する「基礎的なこと」がたくさんあります。
まずは、ドレーンの基礎をおさらいしてみましょう。

ドレーン、カテーテル、チューブの違い

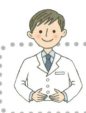

ドレーンとカテーテルとチューブには、どのような違いがあるのでしょうか？ それぞれの使用例を比較しながら考えてみましょう。

✚ それぞれの違いを比較する使用例

ドレーン ：体内に貯まった膿や浸出液、血液などを体外に排出させるために挿入されている管。
術後感染症を予防する目的で使用されることが多い。

カテーテル ：薬剤の注入などの治療や検査のために体内に挿入されている管。
排液などを確認して診断に使われることもある。

チューブ ：排出だけでなく注入にも使用される管。
細さはカテーテルよりもやや太い。

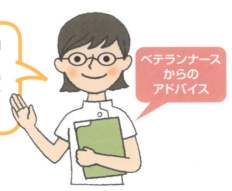

ドレーンとカテーテルとチューブは、細さによって区別されることもありますが、明確な違いや基準はありません。管の呼び方の違いは、使用される用途によって変わってきます。

ベテランナースからのアドバイス

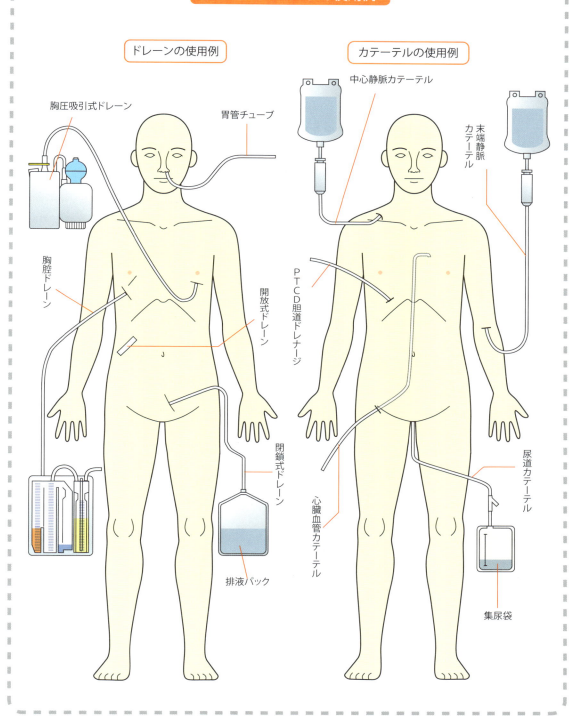

ドレナージの原理

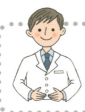

ドレナージは、どのような目的で行われるのでしょうか？ また、患者さんにとって非生理的でもあるドレナージの必要性についても考えてみましょう。

✚ ドレナージとは

ドレナージ（drainage）とは、排出することを意味します。つまり、体内に貯まった膿や浸出液、血液などを排出するためにドレーン（管）を使って行う処置のことです。

✚ ドレナージの目的と必要性

ドレナージの目的と必要性には、合併症予防や以上の早期発見、治療や早期回復など、様々なものがあります。

・体内に貯まった膿や浸出液、血液などを排出することで合併症の予防。
・術後の出血や縫合不全などの早期発見。
・排出物の診断による異常の早期発見。
・治療のスムーズな進行。
・疾患の早期回復。

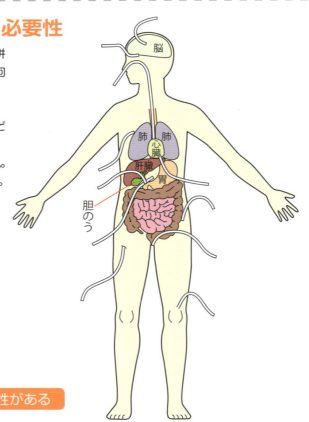

全身に挿入する可能性がある

ドレナージの超基礎知識

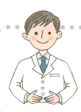

ドレーン管理をする上で必要なポイントを流れに沿って見てみましょう。患者さんの変化がすぐわかるように、どこを観察するかを知っておくことが大事です。

ドレーン管理における観察ポイント

● ドレナージの治療目的と部位、排液方法の確認

ドレナージの治療目的と挿入部位、排液方法の確認には、どのようなことがあるのでしょうか。

・ドレナージの治療目的を知る。
・ドレーンがどの部位に入っているかを認識する。
・排液方法を確認する。

● ドレナージの観察

ドレナージ中の患者さんに対しては、次の7つのポイントをしっかり観察します。

ドレーン挿入中の観察ポイント

❶ 排液の量、色、性状、においに異常はないか。
❷ 患者さんに変化がないか。
❸ 事故（自己）抜管していないか。
❹ ドレーンは正しく固定されているか。
❺ 接続部から液漏れしていないか。
❻ ドレーンは屈曲、閉塞していないか。
❼ 排液バッグから逆流していないか。

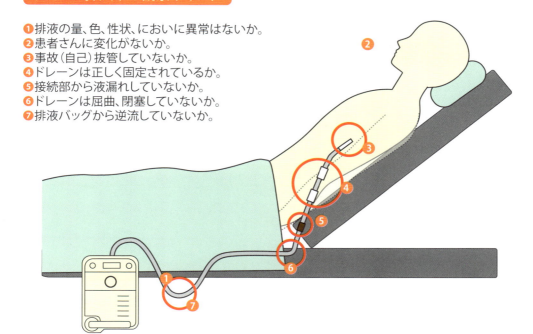

●ドレナージの抜去

以下のような状態が見られたら、抜去することが検討されます。

①排液の量が少なくなる。
②排液に血液が混じっていない。
③排液が濁っていない。
④排液の粘度が少ない。
⑤挿入部に赤みや白みがない。
⑥挿入部から浸出液が出ていない。
⑦患者さんのバイタルが安定している。

✚ マキシマル・バリア・プリコーション

●ドレーンを挿入するときに感染予防策として装着するもの

ドレーン挿入時に、感染予防策として医療者が装着する物品は、次のとおりです。

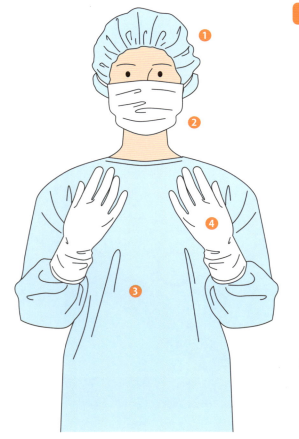

感染予防に必要な物品

❶ 帽子
❷ マスク
❸ 滅菌ガウン
❹ 滅菌手袋
❺ 大型の滅菌ドレープ

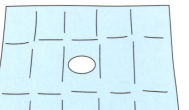

ドレナージの目的別分類

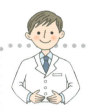

ドレナージは、体内に貯留している体液や膿を排出することを目的にしていますが、その目的を3つに分類して考えることができます。

ドレナージの目的別分類

ドレナージを行う目的は、大きく3つあります。

・予防的ドレナージ
・情報的ドレナージ
・治療的ドレナージ

予防的ドレナージ

予防的ドレナージは、体内に浸出液が貯まることで感染症の危険性がある場合に予防的処置として行われます。特に術後や体内に浸出液が溜まり感染や臓器障害が予測される際に挿入されます。

●予防的ドレナージがよく行われる手術

一般的に、次のような手術の時には、「予防的ドレナージ」が行われます。

・心臓手術後の縦隔ドレナージ
・直腸切除手術やS状結腸切除手術後のダグラス窩ドレナージ
・呼吸器外科手術後の胸腔ドレナージ
・胃切除後のウィンスロー孔ドレナージ

情報的ドレナージ

情報的ドレナージは、手術後の出血や縫合不全による消化液の漏れなどの異常を、早期発見する目的で、縫合部や吻合部（ふんごう）の周囲に挿入されます。

●情報的ドレナージが行われる処置

次のような手術では、「情報的ドレナージ」という目的でのドレナージが行われることがあります。

- 縫合部・吻合部に対するドレナージ
- 切離部に対するドレナージ
- 皮下に対するドレナージ

治療的ドレナージ

治療的ドレナージは、体内に浸出液や膿が貯まっているために、発熱や臓器不全を引き起こしている場合に行われます。これらの有害な浸出液や膿を体外に排出することが目的です。

●治療的ドレナージが行われる処置

「治療的ドレナージ」は、次のような手術のときに、よく行われるドレナージ法です。

- 閉塞性黄疸や胆汁うっ滞に対する胆道ドレナージ
- 腸閉塞に対するイレウスチューブ
- 水頭症に対する脳室ドレナージ
- 気胸や胸水に対する胸腔ドレナージ
- 水腎症（すいじんしょう）に対する腎瘻（じんろう）ドレナージ

> ドレーナージは、治療や合併症、経過観察などに必要な処置です。しかし、体内に異物を挿入されている状態は、患者さんにとってQOLを低下させてしまう可能があることも覚えておきましょう。

先輩ナースからのアドバイス

ドレナージの排液方法による分類

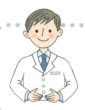

ドレナージの排液方法は、3つに分けて考えることができます。3つの排液方法それぞれに適したドレーンや排液バッグを使用します。排液方法は、患者さんの状態にあったものが選択されます。

ドレナージの3つの排液方法

ドレーンからの排液方法は、大きく3つの方法があります。

排液方法のイメージ

閉鎖式ドレナージ

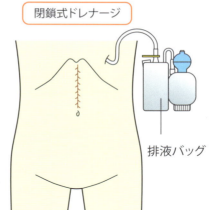

排液バッグ

半閉鎖式ドレナージ

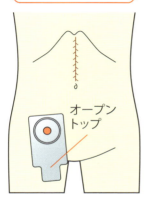

オープントップ

開放式ドレナージ

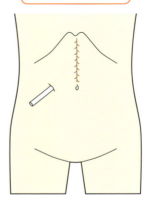

閉鎖式ドレナージの特徴

閉鎖式ドレナージには、次のような特徴があります。

①ドレーンと排液バッグがつながっていて、外部と交通していない。
②陰圧をかけて排液を促す能動的ドレナージと、陰圧のない受動的ドレナージがある。
③予防的・情報的・治療的ドレナージすべてに対応できる。

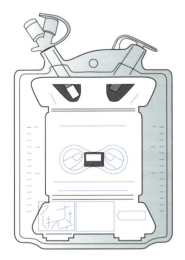

陰圧にできる閉鎖式の排液バッグ

半閉鎖的ドレナージの特徴

開放式ドレーンにオープントップ型パウチを貼っているため、外部と直接は交通していません。

陰圧のない受動的ドレナージ

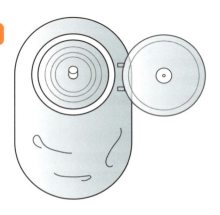

半閉鎖式ドレナージの例
（開放式ドレーンにパウチ使用）

開放式ドレナージの特徴

開放式ドレナージにも、いくつかの特徴があります。

①ドレーンの先端を体外に3～4cm出した状態で切り離して、外部と交通している。
②腹圧や毛細管現象を利用して排液して、減菌ガーゼに吸収させる。
③陰圧のない受動的ドレナージ。
④情報ドレナージと感染が確認されているドレナージに対応できる。

▼体内に入り込むことへの予防策

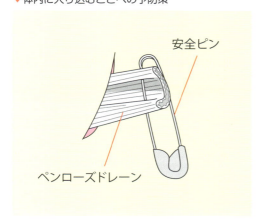

・ドレーンが体内に入り込むのを防ぐためにドレーンに安全ピンを装着します。

	閉鎖式ドレナージ	半閉鎖的ドレナージ	開放式ドレナージ
メリット	圧の調整が容易	閉塞しにくい	閉塞しにくい
デメリット	閉塞しやすい	パウチコストが高い	感染しやすい
感染リスク	低い	低い	高い
排液量の測定	正確	正確	不正確

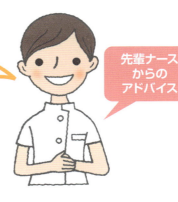

それぞれのドレナージの排液方法の特徴をしっかり把握しましょう。

先輩ナースからのアドバイス

1 ドレーンの基礎をおさらいしよう

ドレーン挿入部位による分類

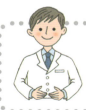

ドレーンは体の様々な部位に挿入されますが、大きくは体腔と管腔の2つに分類することができます。体腔は、頭蓋内や胸腔内、腹腔内など体液が貯まりやすい部位です。管腔は、胃腸や胆管など、消化管の部位のことです。

ドレーン挿入部の分類

ドレーン挿入部は、主に15の部位に分類することができます。

挿入部位とドレーンの名称

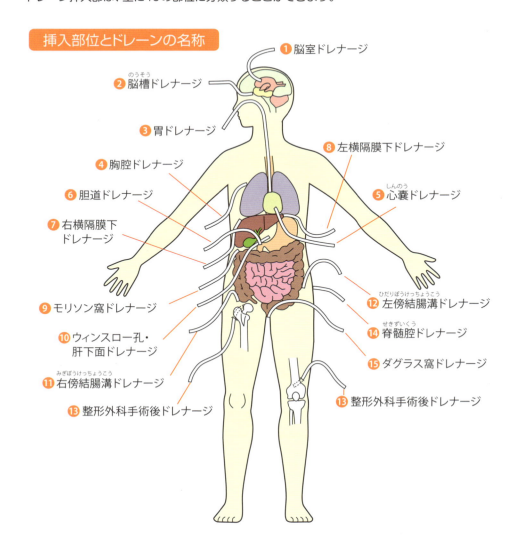

❶ 脳室ドレナージ
❷ 脳槽（のうそう）ドレナージ
❸ 胃ドレナージ
❹ 胸腔ドレナージ
❺ 心嚢（しんのう）ドレナージ
❻ 胆道ドレナージ
❼ 右横隔膜下ドレナージ
❽ 左横隔膜下ドレナージ
❾ モリソン窩ドレナージ
❿ ウィンスロー孔・肝下面ドレナージ
⓫ 右傍結腸溝（みぎぼうけっちょうこう）ドレナージ
⓬ 左傍結腸溝（ひだりぼうけっちょうこう）ドレナージ
⓭ 整形外科手術後ドレナージ
⓮ 脊髄腔（せきずいくう）ドレナージ
⓯ ダグラス窩ドレナージ

1 ドレーンの基礎をおさらいしよう

手術や目的	ドレナージ部位
・くも膜下出血や脳室内出血などの際の頭蓋内コントロール ・急性水痘症の際の髄液排出	❶脳室ドレナージ
・くも膜下出血で脳動脈瘤クリッピング術をした際	❷脳槽ドレナージ
・腹部手術における術中・術後の胃内減圧 ・腹部手術後の上部消化管出血の有無の確認	❸胃ドレナージ
・開胸手術（肺や食道など）で胸腔内操作を実施した術後 ・気胸の脱気 ・血胸や胸水、膿胸の排出	❹胸腔ドレナージ
・胸部外科手術後 ・心嚢水の増加や出血 ・心タンポナーゼ	❺心嚢ドレナージ
・急性胆管炎の際の感染性の胆汁排泄 ・胆汁うっ滞による閉塞性黄疸の際の減黄	❻胆道ドレナージ
・胃切除術や肝切除術などの上腹部手術後 ・消化管穿孔などの際の汎発性腹膜炎手術後	❼右横隔膜下ドレナージ
・上腹部手術（胃全的術や脾臓摘出術）後 ・消化管穿孔などの際の汎発性腹膜炎手術後	❽左横隔膜下ドレナージ
・胃切除術後や結腸切除術後	❾モリソン窩ドレナージ
・胃切除術後や肝切除術後、膵頭十二指腸切除術後	❿ウィンスロー孔・肝下面ドレナージ
・右半結腸切除術後	⓫右傍結腸溝ドレナージ
・左半結腸切除術後	⓬左傍結腸溝ドレナージ
・骨折手術や人工関節置換、人工骨頭置換など関節手術後や脊椎術後 ・化膿性関節炎による関節内への膿の貯留	⓭整形外科手術後ドレナージ
・くも膜下出血や脳室内出血などの際の頭蓋内コントロール ・水痘症の際の髄液排出	⓮脊髄腔ドレナージ
・低位前方切除術後や汎発性腹膜炎手術後	⓯ダグラス窩ドレナージ

ドレナージは、部位や術式によって、目的が変わるのですね。

新人ナースからのアドバイス

吸引間隔による分類

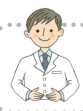

ドレナージには、陰圧をかけて行う能動的ドレナージと体内の自然の力を利用する受動的ドレナージがあります。ここでは、能動的ドレナージの2つの方法「持続的ドレナージ」と「間欠的ドレレナージ」について考えてみましょう。

持続的ドレナージ

　持続的ドレナージとは、間隔を空けずに**持続的に陰圧をかける吸引方法**で、体腔（頭蓋内や胸腔内、腹腔内など）で使用されます。

●持続的ドレナージのメリット
・体内の圧を一定にすることで生体への安定が保たれる。

●持続的ドレナージのデメリット
・ドレーンの先端が臓器に吸着することで、臓器を損傷させてしまう危険性がある。
・管腔（消化管など）を持続吸引した場合、臓器を閉塞させてしまう危険性がある。

間欠的ドレナージ

　間欠的ドレナージとは、陰圧の吸引時間の中に吸引をしていない時間を設定して、一定の休止時間を設ける吸引方法です。

●間欠的ドレナージのメリット
・持続吸引よりもドレーンが臓器に吸着するダメージを減らすことができる。

●間欠的ドレナージのデメリット
・腸閉塞（イレウス）の処置に関しては、症例が限定的。

26

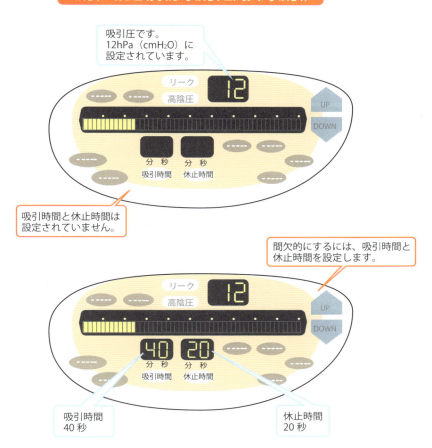

持続吸引器の分類

持続吸引器の種類は、次のように分類されます。

・低圧持続吸引器
・ウーンドサクション

低圧持続吸引器

臓器内に−10〜−20cmH₂Oの陰圧を持続的にかけることで、排液して臓器の再膨張を促します。主に胸腔ドレーンに接続されます。

ウーンドサクション

　手術後のドレナージに使用され、排液バッグに陰圧をかけることで排出を促します。消化器外科や整形外科、乳腺外来、形成外科などの手術後のドレナージに使用されます。SBバッグやJ-VACがよく使われています。

●注意点
　ウーンドサクションを使用する際は、いくつかの注意点があります。

・排液量が多くなると吸引圧が低下するため、頻繁に排液を処理する。
・血液による閉塞を防ぐため、定期的なミルキングを行う。
・排液量が少量になった場合、逆行性感染を回避するため、ドレーン抜去の検討をする。

●SBバッグの特徴
　SBバッグの特徴を、次に挙げてみます。

・バルーンタイプであるため、吸引ボトル内のバルーンを膨張させてバルーンの収縮による陰圧を利用して排液を促す。

●J-VACの特徴
　J-VACには、次のような特徴があります。

・蛇腹ばねタイプであるため、ばねの力を利用して排液バッグを圧縮して排液を促す。

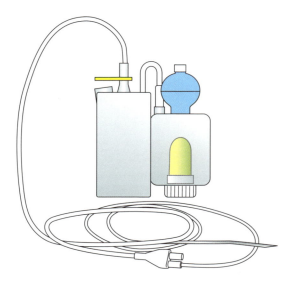

素材と形状の違い

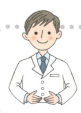

ドレーンには様々な素材と形状のものがあります。使用されているドレーンからも患者さんの症状が読み取れるように、その違いについて学びましょう。

ドレーンの素材

臓器へのの組織反応が少なく、周りの部位を傷つけないことが必須です。また、使用期間中に消耗しないような耐性もあるものが使われています。

素材	特徴
ラテックス	柔軟性に優れている天然ゴム由来。ただし、アレルギーの問題から長期使用には不向き。
シリコン	いろいろな部位で使用でき、臓器反応が少なく、柔らかい素材。強度にやや欠ける場合がある。
ポリ塩化ビニル	硬めの素材。長期使用すると硬さが増す。

ドレーンの形状

様々な形や太さのドレーンがあります。その形状は「チューブ型」「マルチスリット型」「サンプ型」「フィルム型」の4種類に分類されます。

▼チューブ型

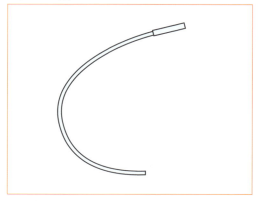

▼マルチスリット型

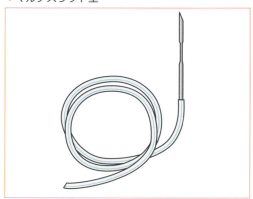

1 ドレーンの基礎をおさらいしよう

29

▼サンプ型

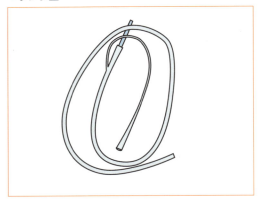

▼フィルム型

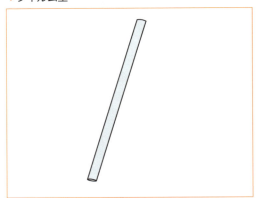

チューブ型ドレーンの形状：管状の形をしたドレーン。先端と側壁に排液口がある

型	メリット	デメリット
単純丸型	・変形しにくい。 ・粘稠度(ねんちょうど)の高い膿(ぎょうけっかい)や凝血塊、壊死(えし)組織排出に適応。	・屈曲すると閉塞しやすい。 ・耐久性はないため、入れ替えが必要。
プリーツ型	・内腔がひだ状になっているため、屈曲してもつぶれにくい。 ・粘稠度の高い膿や凝血塊、壊死組織排出に適応。	
デュープル型	・屈曲してもつぶれにくい。 ・小さな側孔が多数あるため、粘稠度の低い排出に適応。	

マルチスリット型ドレーンの形状：いろいろな形の切れ込み（スリット）が入っている

ラウンド型	・組織との接触面が広いため広範囲のドレナージが可能。 ・吸引効果が持続する。	・吸引口が長く挿入部位も広いため、痛みを感じることもある。 ・ミルキングによる破損の可能性も。

サンプ型ドレーンの形状：2腔型または3腔型のドレーン

サンプ型	・主管は吸引、副管は換気。 ・副管効果で閉塞しにくい。 ・臓器や組織への負担が少ない。 ・持続的ドレナージが可能。	・外気と交通しているため、逆行性感染のリスクがある。 ・屈曲すると閉塞しやすい。

フィルム型ドレーンの形状：膜状の柔らかい素材で内腔がひだ状

フィルム型	・屈曲による閉塞が少ない。 ・組織への刺激が少なく、患者さん苦痛や違和感も少ない。 ・カットで長さ調整が可能。	・粘稠度の高い膿や凝血塊、壊死組織を排出すると閉塞しやすい。

ドレーン挿入の適応とタイミング

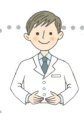

ドレーン挿入には、部位によってそれぞれの適応とタイミングがあります。それぞれの部位に合わせたドレーン挿入の適応とタイミングについて考えてみましょう。

ドレーン挿入の適応

何らかの原因で体内に溜まった滲出液や膿を体外に排出する必要があること。

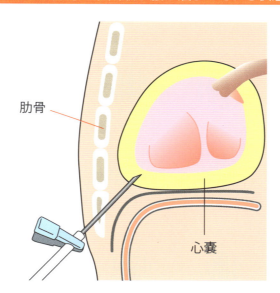

黄色い部分に滲出液や膿が溜まっている状態

肋骨
心嚢

●適応の一例

ドレーン挿入の適応には、様々なケースがあります。

・手術によって腔ができ、そこに滲出液や膿が溜まる可能性がある場合。
・何らかの病気によって溜まっている滲出液や膿を取りのぞく必要がある場合。
・滲出液をドレナージすることで、病気の回復の様子を観察する必要がある場合。

ドレーン挿入のタイミング

ドレーン挿入のタイミングは、患者さんの状態により、判断されます。

・手術後すぐに挿入される場合が多い
・体内に滲出液や膿が溜まっていて、病気の回復を妨げている場合

ドレーンが再挿入されるタイミング

ドレーンが再挿入されるタイミングには、次のようなケース※があります。

・不測の事態による事故抜去。
・患者さんによる自己抜去。
・何らかの要因による自然抜去。
・ドレーン抜去をした後に、ドレナージが必要になった場合。

※肺虚脱、気胸、水が溜まっている、血液が溜まっているなどです。

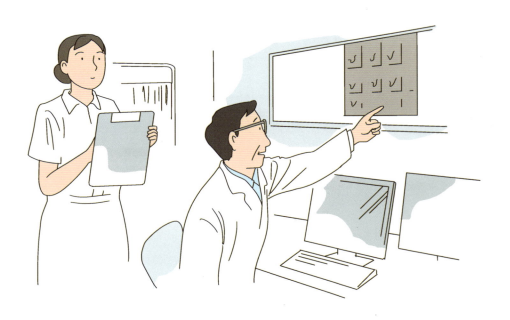

CTやレントゲンなどで水が溜まっていることを確認

ドレーン挿入による身体への影響

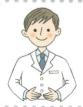

ドレーン挿入することで、患者さんの身体には様々な不自由が発生します。また、身体以外にもドレナージしていることによる精神的な影響も大きいです。ここでは、患者さんのドレーン挿入によって起こる苦痛について考えてみましょう。

ドレーン挿入している患者さんの状態

ドレーンを挿入している患者さんは、様々な苦痛を感じています。

ドレーン挿入による患者さんの苦痛

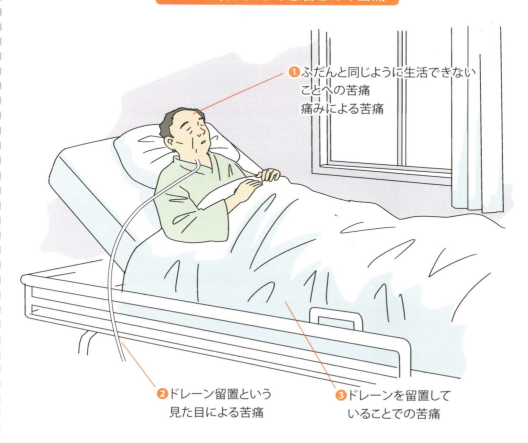

❶ ふだんと同じように生活できないことへの苦痛
痛みによる苦痛

❷ ドレーン留置という見た目による苦痛

❸ ドレーンを留置していることでの苦痛

患者さんの苦痛を和らげるためのケア

ドレーン挿入による患者さんの苦痛を和らげるための様々な働きかけがあります。

●普段と同じように生活できないことへの苦痛
ドレーン挿入期間の目安を伝える（患者さんに今後の見通しをイメージしてもらう）

●痛みによる苦痛
鎮痛剤の量があっていなければ、医師と相談して痛みを和らげます。

●ドレーン留置という見た目による苦痛
患者さんは排液が見えることで必要以上に重病な印象を抱きます。そのため、ドレナージの必要性を説明し、患者さんに理解してもらうことが重要です。

●ドレーンを留置していることでの苦痛
排液バッグの扱いに気をつけることで、移動することも可能ということを伝えます。

※移動しやすいように点滴スタンドなどを用意します。

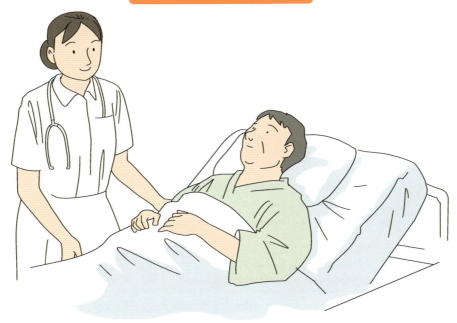

コミュニケーションは大切

患者さんとコミュニケーションをとって患者さんの苦痛を知り、ケアしましょう。
患者さんとのコミュニケーションにより、貴重な情報が得られます。

ドレーン管理の基礎の基礎

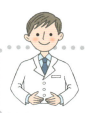

ドレーン管理とはどのようなものなのでしょうか？　ドレーン管理を行う上で知っておきたい基礎の基礎について考えてみましょう。

ドレーン管理の目的

ドレーンを管理する目的には、次のようなことがあります。

①ドレーンによる治療を最大限にするために、リスクを最小限にして異常を早期発見する。
②患者さんの身体的・精神的な苦痛を最小限にとどめる。

ドレーン管理の3つの理念

ドレーンを管理するにあたり、3つの理念を理解しておきましょう。

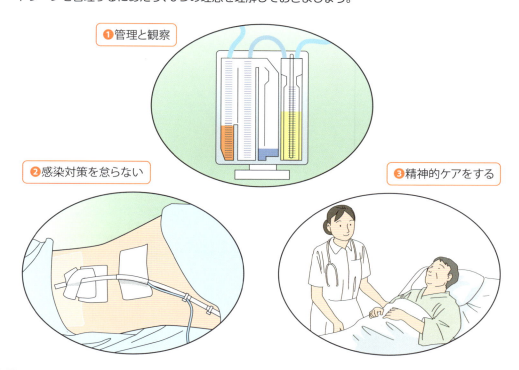

❶管理と観察
❷感染対策を怠らない
❸精神的ケアをする

観察ポイント①
開通しているか

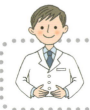

ドレーンを観察する際に大切なことは、ドレーンが開通していることです。また、閉塞しないように予防することも必要です。

開通を確認しよう

ドレーンの確認において、「開通確認」は、とても重要なポイントのひとつです。

☐ドレーンは持続的に排液や脱気をしているか。
☐ドレーンの内腔に血液や体液に含まれる凝塊や組織塊が詰まっていないか。
☐ドレーンは持続的に脱気をしているか。
☐ドレーンは屈曲していないか。

●ドレーンの屈曲の原因
☐患者さんが寝返りした際にドレーンが体の下に入り、捻じれや圧迫が生じた。
☐体位変換をした際にドレーンが体の下に入り、捻じれや圧迫が生じた。

排液を促す方法

●ミルキング
ミルキングとは、ドレーンを外側からしごいて詰まりを解消したり、排液を促す手技です。

▼看るべきところがよくわかるドレーン管理

	ローラー鉗子	用手ミルキング法
方法	ローラー鉗子でしごく	アルコール綿を使って指でしごく
ドレーン	単純丸型、プリーツ型など	マルチスリット型など

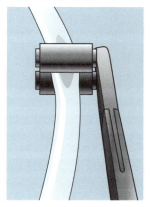

▼ミルキングのイメージ

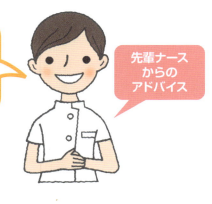

ドレーンを破損させないように、ローラー鉗子の真ん中でドレーンを挟むようにしましょう

先輩ナースからのアドバイス

●体位ドレナージ（体位変換）
体位ドレナージには、次のような効果や、注意点があります。

- 患者さんの体位変換をすることで、排液をうっ滞させない効果がある
- ドレーン先端の位置を把握して、臓器内の排液がドレーンを通って排出できるように体位変換を行う
- 排液を促す以外にも、呼吸ケアや褥瘡ケアなどメリットがある

●ドレーンの固定位置
ドレーンを固定する際には、次のようなことに注意をすることが大切です。
- 排液のうっ滞を予防するためには、排液しやすいようにドレーンを固定することが重要。
- 固定方法としては、高い位置から低い位置に排液が流れるようにすること。
- ドレーンが固定されずにたるむと、うっ滞や閉塞して、設定した陰圧がかからなくなる。

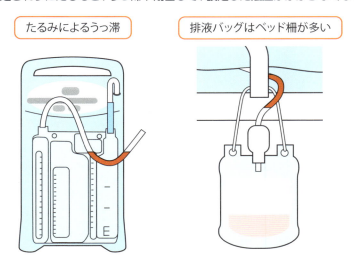

たるみによるうっ滞　　排液バッグはベッド柵が多い

　ドレーンが、きちんと排液しているか、閉塞していないかを注意深く観察して、異常が認められた場合は、早急に医師の判断を求めましょう。

観察ポイント②
抜去、外れはないか

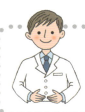

抜去は、まだ装着が必要であるのも関わらずドレーンがはずれてしまうことです。ほかには、ドレーンとチューブの接続外れや、埋没にも注意が必要で、そのためにはドレーンをしっかり固定することが重要になります。

抜去の種類

ドレーンの抜去には、大きく分けて2つの方法（種類）があります。

- **自己抜去**：患者さんが自分でドレーンを引き抜いてしまった抜去。
- **事故抜去**：何らか原因（しっかり固定されていなかったなど）で起こってしまった抜去。

抜去予防のための固定ポイント

ドレーンの抜去を予防するために、いくつかの固定ポイントを覚えておきましょう。

- 引っ張られてもドレーンが外れないように固定されているか。
- 患者さんの動きやすさや、看護ケアがしやすいように固定されているか。
- 使用されているドレーンに適した固定方法か。

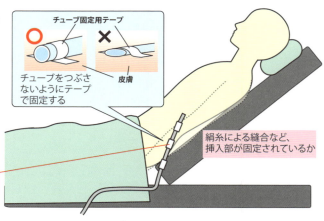

抜去しにくい固定法の例

閉鎖式ドレーンの抜去予防策

閉鎖式ドレーンの抜去予防には、次のような方法があります。

・ドレーンとチューブの接続部が外れないように、タイガン（ケーブルタイ用結束工具）でしっかり固定する。
・不要なたるみを作らない。
・ドレーンが引っかからないような位置に誘導して固定する。

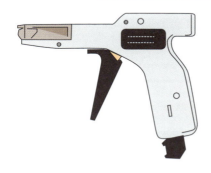

タイガン（ケーブルタイ用結束工具）

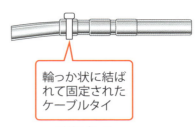

輪っか状に結ばれて固定されたケーブルタイ

結束バンド

開放式ドレーンの抜去予防策

開放式ドレーン挿入中は、次のような点に、十分注意しましょう。

・埋没しないように安全ピンの適切なサイズと方向に注意する。

※医師によっては、安全ピンを使用せずに開放式ドレーンを挿入している場合もあるので要注意です。

▼開放式ドレーンと安全ピンの位置関係

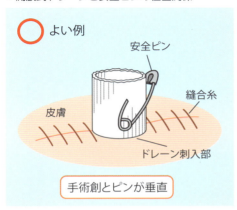

○ よい例
安全ピン
縫合糸
皮膚
ドレーン刺入部
手術創とピンが垂直

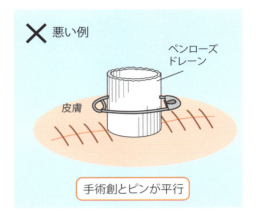

✕ 悪い例
ペンローズドレーン
皮膚
手術創とピンが平行

1 ドレーンの基礎をおさらいしよう

観察ポイント③
どんなものが出ているか？

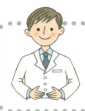

ドレーンの排液によって患者さんの状態の変化を読み取ることができます。排液量は部位や術式によって違うため、どれくらいの排液であれば異常でないのかを知っておくことが観察のポイントになります。

✚ 排液量に変化がないか（急に増えた、急に減った）

●排液の量が急に増えた場合
ドレーンからの排液量が急に増えた場合、何をポイントに観察すればよいでしょうか。

・体液や出血の漏れを確認する。
・排液の性状に変化はないか。
・検査データに変化はないか。
・バイタルサインに変化はないか。

●排液量が急に減った（排液しなくなった）場合
排液量が急に減った場合、どのような原因が考えられるでしょうか。

・ドレーンは抜けていないか。
・ドレーンは閉塞していないか。
・ドレーンは屈曲していないか。
・ドレーンの接続外れはないか。
・排液の性状に変化はないか。
・三方活栓がある場合、その向きは合っているか。
・ドレーン挿入口から排液が漏れていないか。
・バイタルサインに変化はないか。

40

排液の性状の変化はどうか

●排液の性状の種類
ドレーンからの排液の性状は、排液の内容によって変わってきます。

・術後の洗浄液などでみられる**淡血性**
・胸水などでみられる**淡黄色**
・術野にたまった血液などでみられる**暗血性**
・縦隔（じゅうかく）や創部の洗浄でみられる**洗浄水と似た色**

●排液の分類
排液は以下のように分類することができます。

排液の分類

| 血性 | 淡血性 | 淡々血性 | 漿液性（しょうえき） | 淡黄色 | 黄色 | 乳び様 | 濃黄色 | 赤ワイン色 | 濃緑色 |

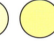

●排液の変化はここを見よう

排液の変化	排液から予測される状態
排液が新鮮血様に変化した 血性でないものが血性に変化した	臓器や血管の損傷、縫合不全による出血の可能性
膿や混濁、浮遊物が出た	感染の可能性
消化液や便汁が混じっている	消化管の縫合不全や損傷の可能性

　上記のような変化が見られた場合は、検査データやバイタルサインを確認し、すぐに医師へ報告しましょう。

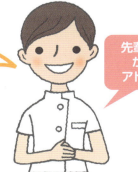

排液から患者さんの状態の変化を読み取るためには、排液の性状だけでなく粘度やにおいなど、様々なアセスメントが必要です。
必要な情報を把握し、患者さんの状態をしっかりと観察しましょう。

先輩ナースからのアドバイス

観察ポイント④
固定部の皮膚障害はないか？

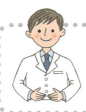

ドレーンが抜去しないためには、テープで固定する必要があります。しかし、しっかり固定しすぎると皮膚に炎症を起こすことになるため配慮が必要です。

✚ 皮膚を保護しよう

●保護材などによる皮膚の保護方法

皮膚の保護方法は、皮膚に保護材を貼ってその上に固定テープを貼ります。

▼皮膚とドレーンの間に保護材を貼付する

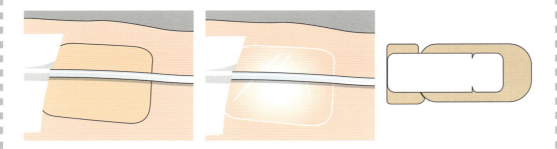

▼透明ドレッシングフィルム　ハイドロコロイド材　クイックフィックス

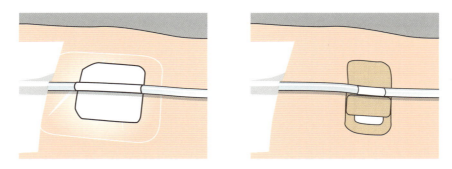

保護材（透明ドレッシングフィルムとクイックフィックス）の上に固定テープ貼った状態

●皮膚を保護するテープ固定方法

ドレーンに沿って固定テープを貼ることは、固定の強化だけではなく、皮膚を引っ張ることを防ぐ皮膚障害予防にもなります。

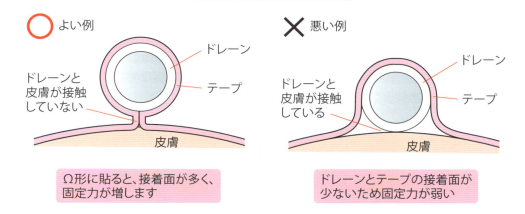

●皮膚を保護するテープ交換方法

ドレーンを固定しているテープを交換するときには、次のことに注意が必要です。

・皮膚障害は、テープ交換などでテープを剥がすときに起こりやすい。
・できるだけゆっくり皮膚を傷つけないようにテープを剥がす。
・リムーバー（剥離剤）を使用すると、皮膚への負担を減らすことができる。

▼痛くないテープのはがし方

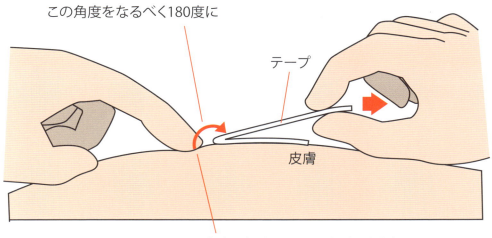

観察ポイント⑤
感染していないか？

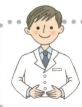

ドレナージで感染した場合は、ドレーン刺入部の周りに何らかの症状が出ます。注意深くドレーン刺入部を観察して、感染した場合は迅速に医師に報告しましょう。

✚ 感染の兆候を見つける

感染の兆候を見つけるためにはまず、刺入部の変化をしっかり観察しましょう。

- ドレーン刺入部の周りの発赤
- ドレーン刺入部の周りの熱感
- ドレーン刺入部の周りの疼痛
- ドレーン刺入部の周りの腫脹
- ドレーン刺入部からの浸出液

✚ 感染予防の対策をする

感染を予防するためには、気を付けるべきポイントがあります。

- ドレーン挿入時の皮膚消毒や清潔ケア。
- 排液が逆流しないように排液バッグやランニングチューブの位置に気を配る。

※逆流の原因としては、排液バックの位置の異常、チューブの接続部の異常、チューブの閉塞などが考えられます。

感染しておらず、正常なドレナージが行われている場合、ドレーン刺入部に異常はありません。

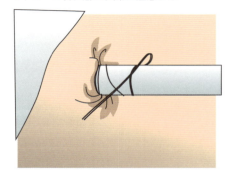

▼ドレーン挿入部の異常に注意する

観察ポイント⑥
痛みはないか？

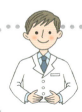

ドレナージは、体の中にドレーンを挿入した状態で行う処置のため、患者さんにとって身体的にも精神的にも負担は大きいです。そのため、少しでも患者さんの苦痛を取り除けるように努力しなければなりません。

痛みがないか観察しよう

ドレーンを挿入している患者さんには、以下のような痛みを感じる可能性があります。

・ドレーンを挿入していることによる直接的な痛みや違和感。
・ドレーン挿入の痛みによる、身体的な不自由感と精神的苦痛。

痛みは異常のバロメーター

ドレーンは身体にとって異物です。異物を挿入することで刺激になり、それは痛みや出血となって表れます。どのくらいの痛みであるかを把握するために、様々なスケールを使って患者さんの痛みの評価をしましょう。

・数字評価尺度 (numerical rating scale：NRS)
・フェイス・スケール
・BPS：behavioral pain scale

● FPS (Face Pain Scale)
顔の表情で「痛み」を表してもらう方法で、小児や高齢者でも使用できるが、気分や心情も反映される可能性がある。

フェイススケール

痛みがない	ほんの少し痛い	少し痛い	中くらい痛い	とても痛い	これ以上の痛みがないほど痛い
😊	🙂	😐	😟	😧	😢
0	1	2	3	4	5

▼ VRS；Verbal Rating Scale

0	1	2	3	4
痛みなし	少し痛い	痛い	かなり痛い	耐えられないくらい痛い

> 痛みを適切に把握してもらえるのは心強いです。

---

column
「手と目で護る」のが看護師の役割

　患者さんの病状を知るための手段として真っ先に行われるのが「観察」です。「看護」という漢字は、「手と目で護る」と書きますが、患者さんを目で見て分かること、患者さんに手で触れて分かることは、たくさんあります。これらの「分かること」を、その後のケアにどう生かしていくべきなのか、それが看護師のスキルであり、ウデの見せ所というべきポイントではないでしょうか。

観察ポイント⑦
精神的ケアはできているか？

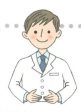

ドレーンを挿入しているということは、患者さんにとって様々な精神的苦痛を与えます。それらの精神的苦痛を和らげるためにどのようなケアができるのか考えてみましょう。

精神的ケアをするには

　ドレナージを行っている患者さんの不安をケアするためには、以下のような働きかけが必要になります。

・ドレーンの必要性の説明
・ドレーンの経過についての説明
・排液の性状についての説明

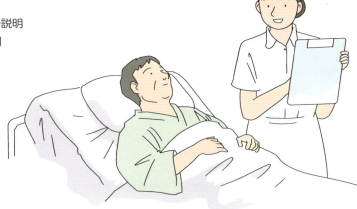

精神的ケアは会話から

よりよいケアができるように患者さんと話す

患者さんが不安に感じていることや苦痛を確認して対応しましょう。

・痛みについて確認をして、痛みのコントロールを行う。
・行動制限のない場合は、十分に説明をしたうえで行動してもらう。
・安静度について説明する。
・事故抜去やドレーン閉塞の予防について説明する。

ドレーンの抜去

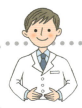

ドレーンの排液の量が少なくなりドレナージの必要がなくなると、感染のリスクを避けるため早めの抜去が必要になります。

ドレーン抜去の呼吸方法

ドレーン抜去時は、皮下や筋層を通り抜けるときに痛みを生じます。スムーズに処置が終わるように患者さんに呼吸のタイミング合わせてもらいます。

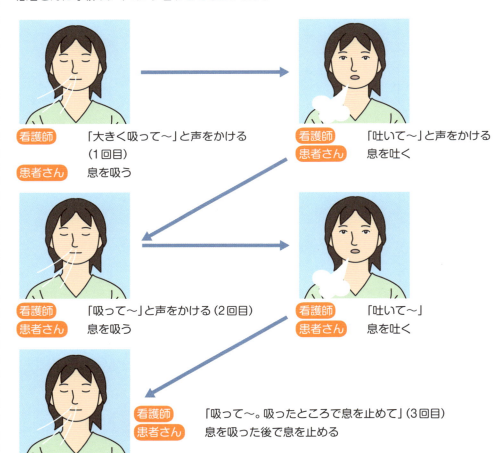

看護師　「大きく吸って〜」と声をかける（1回目）
患者さん　息を吸う

看護師　「吐いて〜」と声をかける
患者さん　息を吐く

看護師　「吸って〜」と声をかける（2回目）
患者さん　息を吸う

看護師　「吐いて〜」
患者さん　息を吐く

看護師　「吸って〜。吸ったところで息を止めて」（3回目）
患者さん　息を吸った後で息を止める

※最大吸気位で息を止めてもらい抜去します。
※本番前に呼吸方法を患者さんと練習しておきましょう。

ドレーンの抜去方法の手順（結紮する場合）

　ドレーン抜去の際には、患者さんに事前の説明をし、理解と協力を得ることが大切です。

①呼吸法を使いながら抜去をし、刺入部を結紮する
②結紮するまでは患者さんに息を止めてもらう（結紮後、呼吸をしてもOK）
③ドレーン抜去、完了
※呼吸を止めるのは、外界から空気の入り込みを防ぐためです

ドレーンの抜去方法の手順（結紮しない場合）

　ドレーン抜去のときは、患者さんの負担が最小限になるように注意しましょう。

①呼吸法を使いながら抜去をする。
②ガーゼやフィルムで保護する。
③ドレーン抜去、完了。

※細いドレーンを使用していた場合は、結紮しません。

●ドレーン抜去後の注意点①
　・出血していないか。
　・浸出液が漏れていないか。

　何らかの異常が見られた場合、圧迫や縫合処置が行われます。

●ドレーン抜去後の注意点②
　・血液や浸出液が漏れた場合、ガーゼやフィルムにカバーされ溜まっている。

　皮膚トラブルの原因に。

　・細菌が増殖されて感染症になる可能性が。

　清潔なガーゼやフィルムに交換します。

1 ドレーンの基礎をおさらいしよう

ドレーンの目的

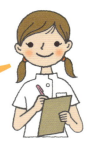

先輩！ドレーンって一言でいっても、勉強することがたくさんありますね！

そうね。私たちからみれば、治療法の1つかもしれないけど、患者さんにとっては、体動が制限されるし、感染のリスクもあるし、結構、ツラいこともあると思うのね。

そうですね。でも、挿入部位だけではなく、挿入目的とかもたくさんあって、なかなか覚えられないです…

　一度に全部覚えようとしなくても、良いんじゃないかな？例えば、ドレナージの目的を思い出してみて。
・体内に貯まった膿や浸出液、血液などを排出することで合併症を予防する
・術後の出血や縫合不全などの早期発見
・排出物の診断による異常の早期発見
・治療のスムーズな進行
・疾患の早期回復
　つまり、このドレーンはこのうちどの目的で挿入されているのか、なぜこの排液バッグを使う必要があるのか、排液バッグの位置はなぜここなのか、「異常」とはどのような状態なのか、こういった「理由や根拠」を考えれば、色々なことが見えてくると思うよ。
そうすれば、部位ごとのドレーンの説明も、頭に入りやすくなるんじゃないかな？

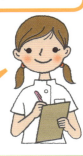

なるほど…。
「理由や根拠」を考えながら、観察やケアをすることが大事なんですね！

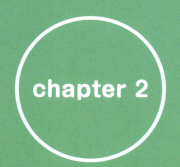

chapter 2
ドレーン挿入による感染とその予防策を知ろう

ドレーン挿入による感染とその予防策を知り、
迅速な処置ができるようにしましょう。

感染徴候とは何か

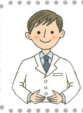

ドレナージは、病気の回復を早めるなどのメリットだけでなく、感染症にかかるというデメリットもあります。感染させないことが大切ですが、もし感染してしまった場合、早い段階でその兆候に気づき適切な処置をする必要があります。

ドレナージにおける感染徴候とは

ドレナージによる感染には、見逃してはならない兆候があります。

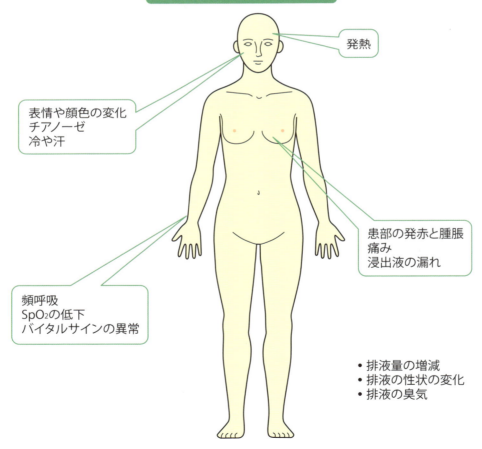

胸腔ドレナージの感染徴候

- 発熱
- 表情や顔色の変化 / チアノーゼ / 冷や汗
- 患部の発赤と腫脹 / 痛み / 浸出液の漏れ
- 頻呼吸 / SpO₂の低下 / バイタルサインの異常
- 排液量の増減
- 排液の性状の変化
- 排液の臭気

排液量から読み取る感染徴候

感染徴候は、ドレーンからの排液量からも、読み取ることができます。

・通常、排液量はだんだん少なくなっていく。
・排液量の急激な増加は、感染徴候か、その他の異常が考えられる。

排液の性状から読み取る感染徴候

排液の性状が変化したら、感染している可能性を考えましょう。

通常の排液の変化（淡血性から淡々黄色へ）

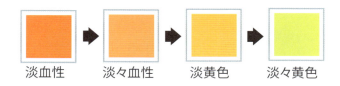

淡血性 → 淡々血性 → 淡黄色 → 淡々黄色

※感染した場合、薄くなった排液が濃くなったり、膿が混じった白濁した排液になります。

患者さんとのコミュニケーションから読み取る感染徴候

ドレナージ管理下にある患者さんとコミュニケーションを取り、変化を見逃さない。

●あらかじめドレナージの必要性を説明して、理解を得る

①ドレナージの目的。
②どの部分にドレーンを挿入しているか。
③挿入部から感染するリスクを説明し、触れないこと。
④逆行性感染を防ぐために、移動時の排液バッグの扱いを知ってもらう。

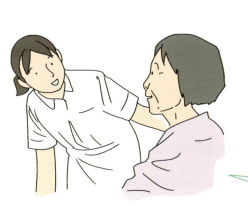

コミュニケーションを取ることで感染徴候に気づくこともある

感染による身体への影響

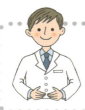

感染による身体への影響にはどのようなことが起こるのでしょうか。感染に気がつかず、症状が進行すると大変な事態になることがあるため、注意が必要です。ここでは、ドレナージの部位別に考えてみましょう。

部位別にみる感染による身体への影響

感染による身体への影響について、部位別にみてみましょう。

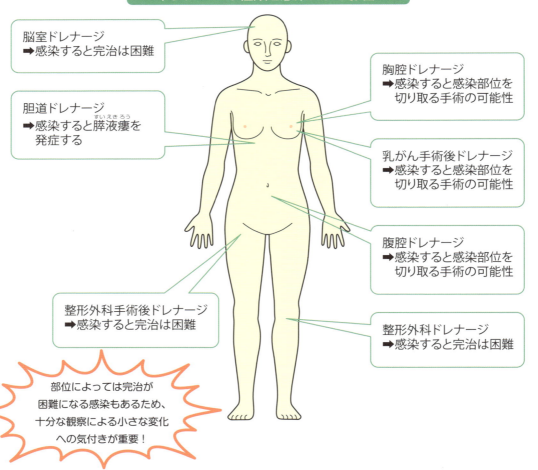

ドレナージの種類と感染による影響

- 脳室ドレナージ
  ➡ 感染すると完治は困難
- 胆道ドレナージ
  ➡ 感染すると膵液瘻（すいえきろう）を発症する
- 胸腔ドレナージ
  ➡ 感染すると感染部位を切り取る手術の可能性
- 乳がん手術後ドレナージ
  ➡ 感染すると感染部位を切り取る手術の可能性
- 腹腔ドレナージ
  ➡ 感染すると感染部位を切り取る手術の可能性
- 整形外科手術後ドレナージ
  ➡ 感染すると完治は困難
- 整形外科ドレナージ
  ➡ 感染すると完治は困難

部位によっては完治が困難になる感染もあるため、十分な観察による小さな変化への気付きが重要！

感染すると完治が困難なドレナージ

次のドレナージは、一度感染してしまうと、完治が困難であるといわれています。

・脳室ドレナージ
・整形外科手術後ドレナージ

●なぜ完治が困難なのか
　脳室ドレナージと整形外科手術後ドレナージで感染症を発症させてしまった場合、感染によって一度圧迫された神経は元に戻すことができないからです。また、骨に感染すると、感染の原因によっては骨の壊死を引き起こしてしまうためです。

感染の原因になりやすい箇所

ドレナージによる感染は、主に次のような原因が考えられます。

①ドレーン刺入部から感染しやすい。
②排液をするときに感染しやすい。
③三方活栓から感染しやすい。

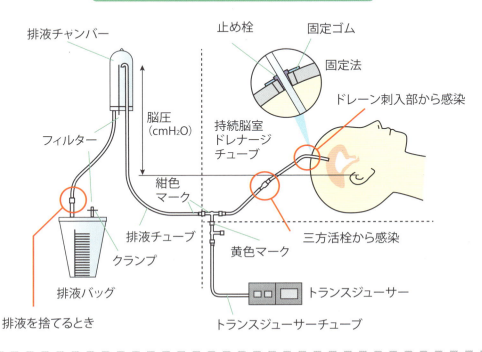

感染しないようにドレーンの扱いは要注意

感染予防策の重要性

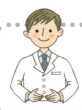
感染予防策の重要性について考えてみましょう。そもそもドレナージは、もともとの原因である病気の回復を早めるために留置されています。そのため、感染によって症状を悪化させてしまうことは避けたい事態です。

 感染予防のためのスタンダード・プリコーション

ドレナージによる感染を予防するには、徹底的なスタンダード・プリコーションが必要です。

・スタンダード・プリコーション（標準予防策）の基本は手指衛生。
・感染症の有無は関係なく、どの患者さんにも予防策を取ることは必須。
・手指衛生は、患者さんだけでなく自分自身を守る手段でもある。

● **手指消毒の方法**

手指消毒方法

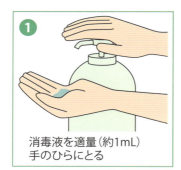
① 消毒液を適量（約1mL）手のひらにとる

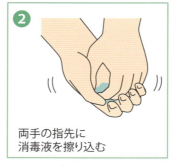
② 両手の指先に消毒液を擦り込む

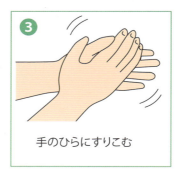
③ 手のひらにすりこむ

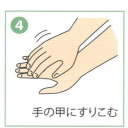
④ 手の甲にすりこむ

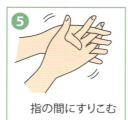
⑤ 指の間にすりこむ

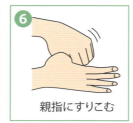
⑥ 親指にすりこむ

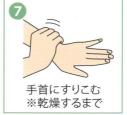
⑦ 手首にすりこむ
※乾燥するまで

●手指衛生の基本

スタンダード・プリコーションを実践するために、手指衛生を徹底しましょう。

・アルコールベースの擦式手指消毒液で手指消毒。
・爪は短くする。
・見える汚染個所は石鹸と流水で手洗いする。
・手首まで洗う（時計は外す）。
・袖が長い場合は肘までまくる。

●石鹸と流水での手洗いとうがい方法

正しい手洗いうがい方法を確認しましょう。

手洗い方法

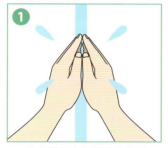
❶ 手を濡らす※時計を外す

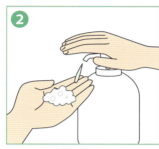
❷ 石鹸を泡立てる

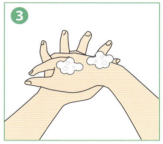
❸ 手のひらと甲を洗う

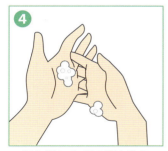
❹ 指を組んで、指の間を洗う

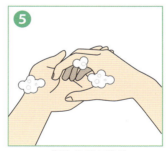
❺ 指先や爪を洗う

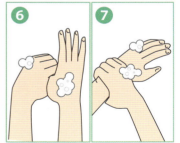
❻❼ 親指と手首を捻じり洗いする

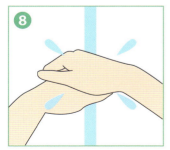
❽ 水で洗い流し、水分をふきとる

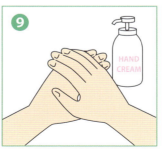
❾ ハンドクリームで保湿する

うがい方法

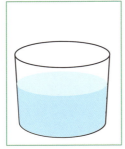
水うがい薬を60cc用意する

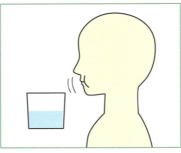
3分の1（20cc）を口に含みブクブクペッ

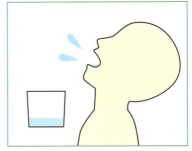
3分の1（20cc）を口に含み15秒のどの奥でガラガラペッ

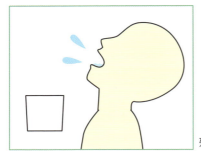
残りの3分の1（20cc）で15秒のどの奥でガラガラペッ

●**気をつけよう！洗い残しポイント**

洗い残しやすい部分を知って、特にその部分は丁寧に洗うようにしよう。

手の部位別　汚れが残りやすいところ

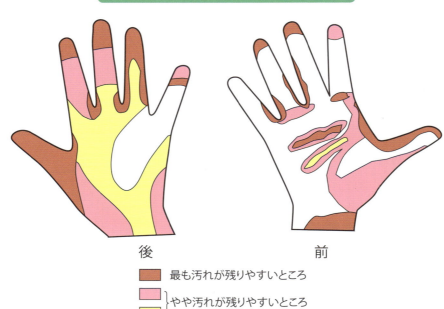

後　　前

- ■（茶）最も汚れが残りやすいところ
- ■（ピンク）やや汚れが残りやすいところ
- ■（黄）やや汚れが残りやすいところ

感染予防ケーススタディ

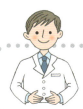

感染予防には具体的にどのような部分に気をつける必要があるのでしょうか。具体的な例を使って詳しく見てみましょう。

ドレーンの早期抜去

ドレーンの長期留置は、感染のリスクを高めます。
➡留置部位や目的にもよるが、短期間で抜去を目指すことで感染を予防する。

ドレーン挿入部の清潔

挿入部から液漏れがある場合は、ガーゼを交換して清潔を保つことで感染を予防します。
➡ドレーン刺入部はとくに感染しやすい部分のため、ドレーン挿入部のガーゼを清潔に保つ。

ドレーンに接触するときはスタンダード・プリコーション

ドレーンに接触する場合は、スタンダードプリコーションを徹底します。
➡手指についた細菌を患者さんに感染させないことで感染を予防。
気をつけたい処置：挿入部の観察、ガーゼ交換、排液バッグの排液処理をする場合など。

患者さんに説明し協力を得る

ドレーン挿入部に触れないこと、排液バッグを挿入部より高くしないこと、その理由を説明し、患者さんに協力してもらいます。
➡看護する側だけでなく、患者さんにも協力してもらうことで感染を予防。

逆行性感染の代表例？　尿道カテーテルによる感染

　病院で勤務していると、尿道カテーテルを留置している患者さんを見かけることは多いと思います。全身麻酔の手術後や、全身状態が不良である場合など、その理由は様々です。近年では、在宅療養中の患者さんの中でも、尿道カテーテル留置を行っているケースが増えています。確かに、ヒトは生きている以上、「尿」を体外へ排出する必要がありますので、自分で排尿できない何かしらの理由があれば、尿道カテーテルの適応となります。しかしこの尿道カテーテル、実は逆行性感染を起こしやすい、非常にデリケートなものなのです。

　尿道カテーテルは、無菌操作で留置しますが、これによって本来は無菌状態である膀胱と、外界とをつなげてしまうことになります。もちろん、尿道カテーテルを留置していなくても、尿道を経由して膀胱や尿管、腎臓に感染を起こすことはありますが、尿道カテーテルを留置し続けることは、感染のリスクを高めてしまうことにつながります。実際「病院内で起こる感染症のうち、3割以上が尿路感染によるものである」というデータもあるほどです。そのため、全身麻酔下での手術による尿道カテーテルの留置では、患者さんの状態が落ち着き、他の要因が見当たらなければ、「術後24時間以内で抜去する」ことが目標となります。

　尿道カテーテルは一般的に、「2週間以上4週間以内に交換する」ことが多いようです。これは、尿道カテーテルを挿入してから2週間以上経過すると、尿道カテーテル内や膀胱内に結石を生じやすくなり、尿排泄の停滞から、膀胱内への尿の滞留を招き、感染を起こしやすい状況をつくり出してしまうためです。

　しかし、尿道カテーテルの交換は、患者さんにとっても苦痛を生じるものですし、尿道カテーテル交換の手順上で新たな感染を起こすケースも否定できません。そのため、「2週間以上4週間以内に交換する」ことを前提とし、実際には患者さんの状況や感染を示す兆候などを元に、必要に応じて交換するケースもあります。つまり、ここでも看護師の観察スキルが必要とされているわけです。

　特に、高齢者、女性（尿道が短いので、男性よりも逆行性感染を起こしやすい）、免疫機能障害などがある場合は、逆行性感染のリスクが高くなります。十分な観察により感染徴候にいち早く気づくことが、看護師としてのスキルの一つといえるのです。

部位別のドレーン管理 腹腔ドレナージ

腹腔には、様々なドレナージが行われます。
ここでは、その基本についておさらいしましょう。

腹腔ドレナージとは

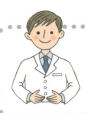

腹腔ドレナージとは、手術後などに腹腔内に発生した膿の排出や、血液や消化液の漏出などがあった場合に挿入されます。腹腔は、腹壁に囲まれている腔の部位で、横隔膜から骨盤腔までの範囲をさします。

腹腔ドレナージの挿入部位

腹腔内には様々な臓器があり、患者さんの状態や術式などにより、挿入部位が選択されます。

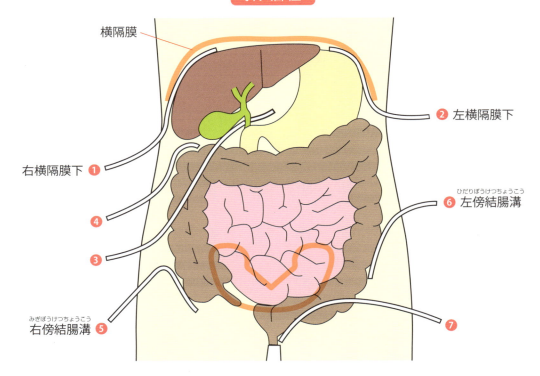

挿入部位

❶ 右横隔膜下
❷ 左横隔膜下
❻ 左傍結腸溝（ひだりぼうけつちょうこう）
❺ 右傍結腸溝（みぎぼうけつちょうこう）
横隔膜

❸ **ウィンスロー孔（網嚢孔）** 小網（胃や十二指腸と肝臓の間にある膜）の右端と肝臓の隙間。または、網嚢（胃の裏側の腹膜に囲まれている腔）の入り口。

❹ **モリソン窩（肝腎陥凹）** 肝臓の右葉と肝臓の右側の隙間（本来は隙間がないため、ドレーンを挿入する際は、肝臓の右葉と肝臓の右側の間に差し込むように挿入する）。

❼ **ダグラス窩（ダグラス窩ドレナージ）** 女性は直腸と子宮の間のくぼんだ部分が腹腔から一番深い領域（直腸子宮窩）。男性は直腸と膀胱のくぼんだ部分が腹腔から一番深い領域（直腸膀胱窩）。

適応と目的

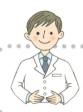

腹腔ドレナージには、どのような適応と目的があるのでしょうか？ 腹腔ドレナージの適応と目的をしっかり把握して理解を深めましょう。

腹腔ドレナージの適応

腹腔ドレナージは様々な手術に行われます。

▼適応手術部位

適応手術部位	ドレーン留置部位（一例）
胃（部分切除）	ウィンスロー孔、左横隔膜下
胃（全摘）	ウィンスロー孔、左横隔膜下
食道	ウィンスロー孔、左横隔膜下
直腸	骨盤腔（ダグラス窩含む）
肝（切除）	ウィンスロー孔（肝切離面）、右横隔膜下
肝（移植）	ウィンスロー孔、左横隔膜下、ダグラス窩
胆嚢摘出	モリソン窩（ウィンスロー孔の場合もある）
膵頭十二指腸	ウィンスロー孔、膵前面
膵体尾部	ウィンスロー孔、左横隔膜下

腹腔ドレナージは、胃や食道、直腸や肝臓など、さまざまな臓器の手術に適応されます。

新人ナースからのアドバイス

腹腔ドレナージの目的

腹腔ドレナージの目的は、大きく3つに分類することができます。

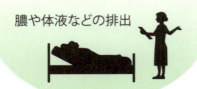

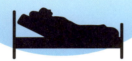

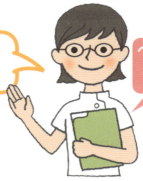

腹腔ドレナージは、回復を早め、経過を知ることができる有効な手段です。

ベテランナースからのアドバイス

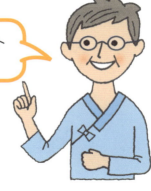

腹腔ドレナージには、たくさんのメリットがあるのですね。

挿入の実際

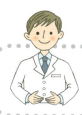

腹腔ドレナージを挿入する際に注意するポイントには、どのようなことがあるのでしょうか？ そのポイントと意味を理解しましょう。

腹腔ドレナージの排液方法

腹腔ドレナージには、閉鎖式ドレナージと開放式ドレナージがあります。

▼閉鎖式の例（J-VAC）

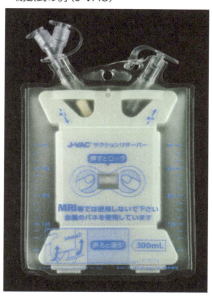

▼開放式の例

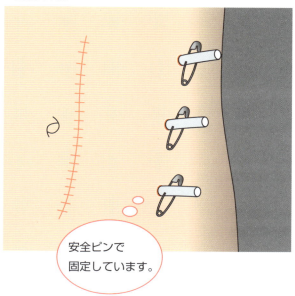

安全ピンで固定しています。

固定方法を確認する

どのような固定方法なのかを確認する。

・固定方法は縫合糸か、安全ピンか、固定しない方法なのか。
・きちんと固定されているか（テープの位置ずれや、はがれを確認）。
・固定されていない方法ならば、挿入の深さに異常はないか（マーキングを確認）。

閉塞しないための予防方法

ドレーンが閉塞しないために、ミルキングの方法を覚えましょう。

①ドレーンを閉塞させないように、タイミングをみてミルキングする（詳細はP36参照）。

▼ローラー鉗子でのミルキング　　▼用手でのミルキング

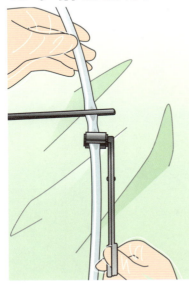
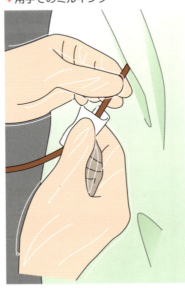

②体位変化のときは患者さんの体の下にドレーンを挟み込まないように注意する。

ドレーンと排液バッグの位置管理

▼排液バッグは挿入部よりも低い位置にセットする

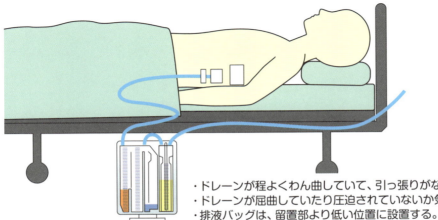

・ドレーンが程よくわん曲していて、引っ張りがない状態にする。
・ドレーンが屈曲していたり圧迫されていないか気をつける。
・排液バッグは、留置部より低い位置に設置する。

挿入患者さんの観察ポイント

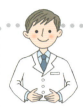

腹腔ドレナージを挿入している患者さんを観察するポイントには、どのようなものがあるのでしょうか？ 排液や痛み、ドレーン刺入部から考えていきましょう。

排液の性状を観察するポイント

●異常を伝える排液の性状

腹腔ドレナージからの排液の性状を観察し、異常を早期に発見しましょう。

排液の性状	疑われる症状
鮮明な血性	術後の出血や縫合不全
濃黄色	胆汁瘻
白濁や赤ワイン色	膵液瘻
排膿目的以外での膿性	感染や膿瘍（のうよう）

●正常な排液の性状

腹腔ドレナージからの、正常な排液の性状を確認しましょう。

経過と目的	排液の性状
腹腔内手術後	淡血性から淡黄色または漿液性（しょうえきせい）に変化
膿瘍の排膿が目的の場合	膿が排出される

排液の色と呼び方

血性	淡血性	淡々血性	漿液性	淡黄色	濃黄色	赤ワイン色
				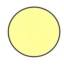		

排液の性状を観察するポイント

腹腔ドレナージの排液量から、患者さんの経過を観察することができます。

・急激な排液の増量があり、その排液が血性の場合は、他の臓器の損傷や縫合不全の可能性がある。
・急激に排液量が減少した場合は、ドレーンの閉塞の可能性もある。
・多量の排液があった場合、循環血液量減少性ショックを起こす可能性があるので要注意。

 ## ドレーン留置部の疼痛の確認

痛みについても様々な方法で患者さんに確認していく必要があります。その方法の一つに痛みの評価スケールがあります。

痛みを確認するための評価スケール

● 数字評価尺度（numerical rating scale:NRS）
0から10までで現在の痛みに相当する数値を示してもらいます。

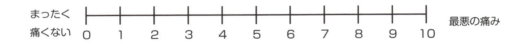

フェイススケール

現在の痛みをもっとも表している顔を選んでもらいます。

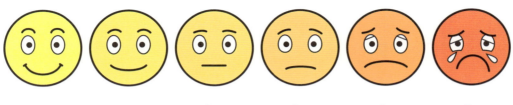

0＝まったく痛くない　　1＝ちょっとだけ痛い　　2＝それよりもう少し痛い　　3＝もっと痛い　　4＝かなり痛い　　5＝最悪に痛い

▼ VRS；Verbal Rating Scale

0	1	2	3	4
痛みなし	少し痛い	痛い	かなり痛い	耐えられないくらい痛い

ドレーン刺入部を観察しよう

ドレーン刺入部の周辺に、異常や感染の兆候がないかを観察しましょう。

▼ドレーン刺入部を観察する

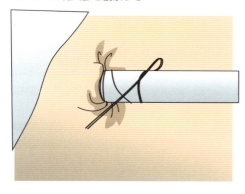

・滲出液(しんしゅつえき)や排液の漏れがないか。
・皮膚に炎症はないか（炎症がある場合は、消化液が漏れ出ている可能性もある）。

様々な角度から観察してもらえるのはありがたいです。

感染予防対策

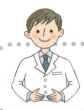
腹腔ドレナージの感染予防対策にはどのようなものがあるのでしょうか？
また、腹腔ドレナージの合併症についても考えてみましょう。

✚ 手術部位感染ガイドライン（米国疾病管理予防センター）

米国疾病管理予防センターの手術部位感染ガイドラインでは、次のようなことが述べられています。

①閉鎖式ドレナージを推奨（開放式は感染症のリスクが高くなる）
②留置は短期間が望ましい

✚ 腹腔ドレナージの逆行性感染予防対策

逆行性感染予防にむけ、排液が体内に戻らないよう、次の点に十分注意しましょう。

①排液バッグは挿入部より下にする。
②排液バッグを床面に接触させない。
③ドレーンを患者の体の下に敷くなどして圧迫させないように注意する。

✚ 患者さんの状態の変化から合併症に気づこう

ドレナージによる合併症では、患者さんに次のような状態の変化が観察できます。

□ 表情や顔色に変化
□ チアノーゼ
□ 冷や汗
□ 疼痛や不快感
□ 頻呼吸やSpO₂の低下など、バイタルサインの異常
□ 患部の膨らみ、腹痛、腸蠕動音(ちょうぜんどうおん)が弱くなったり聞こえなくなる

抜去の判断とタイミング

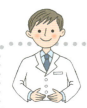

腹腔ドレーンの抜去の判断とタイミングのポイントにはどのようなものがあるのでしょうか？ 排液の性状や量などから考えてみましょう。

腹腔ドレーンの抜去基準

患者さんの状態が次のようになったら、腹腔ドレーンの抜去が検討されます。

・排液の性状が淡血性から漿液性に変化した。
・排液量が100〜200mL／日以下になった。

※排液量が増えた場合は、再出血や縫合不全の可能性があります。
※排液量が多くても、性状や色が正常に変化している場合は、抜去への検討が行われることがあります。

ドレーン抜去時のポイント

抜去時には、患者さんに事前説明をしてスムーズな処置ができるように準備しましょう。

・陰圧ドレナージの場合は、陰圧をかけた状態でドレーンを抜去する（ドレーン内の排液を体内に戻さないため）。
・ドレーンを抜去する際は痛みが生じるので、患者さんへの声掛けを忘れずに。

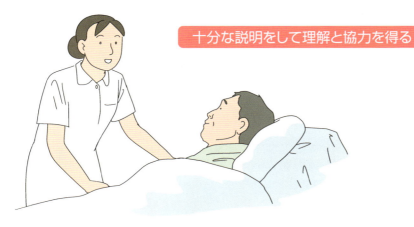

十分な説明をして理解と協力を得る

トラブルシューティング

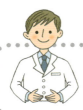

腹腔ドレナージのトラブルシューティングにはどのように対処すればいいのでしょうか。想定されるトラブルについて具体的に考えてみましょう。

✚ 排液が鮮血色に変化し、排液量が増量した場合

- **対処法** ：早急に医師に報告する。
- **看るべきポイント** ：バイタルサインの確認（特に血圧低下や意識レベルの低下を確認する）。
- **予測される状況** ：鮮血色の排液は、腹腔内の出血を示唆します。およそ1時間に100mL以上の排液が2時間以上続いたり、急激な排液の増量は、術後出血の可能性が高いです。

✚ 排液が白濁し、浮遊物が多くなった場合

- **対処法** ：医師に報告する。
- **看るべきポイント** ：排液の臭いや刺入部の皮膚の発赤がないか確認する。また、バイタルサインを測定して、発熱、血液低下がないかを確認する。
- **予測される状況** ：合不全や感染の可能性があります。縫合不全の場合、絶食に。感染の場合、積極的なドレナージ治療が行われます。

✚ 漿液性(しょうえきせい)の排液から、酸っぱいにおいがした場合

- **対処法** ：医師に報告する。その後、排液のアミラーゼ値を検査して、膵液瘻かを確認する。

　合併症を予防するために、ドレーンから生理食塩水で腹腔内を洗浄する場合もあります。

- **看るべきポイント** ：患部の症状を確認する。
- **予測される状況** ：滲出液が薄茶色（淡褐色）の場合は、膵液瘻の可能性があります。膵液瘻(すいえきろう)があると、出血のリスクが高くなるので注意が必要です。

ドレーンが完全に抜去してしまった場合

対処法 ：医師に報告する。

治療目的ではない場合は、再留置しないことが多いです。

看るべきポイント ：刺入部や患部を確認する。
予測される状況 ：抜去後に何らかの症状が出る可能性は低いのですが、今後も患部の症状や感染の兆候がないかを注意します。滲出液が薄茶色（淡褐色）の場合は、膵液瘻の可能性があります。膵液瘻があると、出血のリスクが高くなるので注意が必要です。

開放式ドレーンが、埋没してしまった場合

対処法 ：刺入部からドレーンが確認できない場合は、早急に医師に報告する。

刺入部からドレーンが確認できる場合は、ペアンで元の位置まで引き出す。引き出すことができない場合は、それ以上埋没しないように挟んだ状態で医師に報告します。

看るべきポイント ：刺入部の症状と、患者さんの自覚症状を確認する。
予測される状況 ：ドレーン留意位置や埋没予防の不適切さが原因。

急に排液しなくなった場合

対処法 ：ミルキングをして排液を促す。それでも改善しない場合は、医師に報告する。
看るべきポイント ：ドレーンの閉塞や屈曲はないか、腹部症状がないか。
予測される状況 ：ドレーンの先端が組織によって塞がっている可能性もあり、腹部症状が起こることがあります。改善されない場合は、ドレーンの交換や抜去も検討されます。

ドレナージの回路が外れた場合

対処法 ：ドレーンをクランプし、接続部を再接続する。低圧持続吸引では、クランプを解除した後、陰圧が効いているかを確認する。
看るべきポイント ：直後に症状が起こる可能性は低いですが、腹部症状を要確認。
予測される状況 ：回路が外れた際に、逆行性感染のリスクが高まったことに注意しましょう。

開腹手術とドレーンの関係

　開腹手術を行った際には、ほとんどの症例で、何かしらのドレーンが留置されます。腹腔内に留置されるドレーンには、開放式と閉鎖式があります。

開放式ドレーン：貯留用バッグが不要で、患者さんの行動に制限が少ないが、腹腔内が体外（外界）と通じるので、逆行性感染を起こす可能性がある。

閉鎖式ドレーン：排液は貯留バッグに回収され、体外（外界）と通じないため、逆行性感染のリスクは低くなる。

　例えば、関節腔などに留置するドレーンは基本的に閉鎖式ですが、腹腔ドレーンは開放式ドレーンを留置することが多くなります。もちろん、挿入部位や感染リスクなどによって変わりますが、ドレーンの挿入部位は術式によって大よそは決まっていると考えてよいでしょう。以下に、その一例を示します。

胃全摘術（ルーワイ法）	：ウィンスロー孔・左横隔膜下・膵周囲
幽門側胃切除術（ビルロートⅠ法）	：ウィンスロー孔
結腸右半切除	：右傍結腸溝・モリソン窩・結腸肝彎曲部
結腸左半切除	：左傍結腸溝
Ｓ状結腸切除術	：ダグラス窩・左傍結腸溝
低位前方切除術	：仙骨前面・腹膜翻転部
肝切除術	：ウィンスロー孔・右横隔膜下
胆嚢切除術	：肝下面・モリソン窩・結腸肝彎曲部
膵頭十二指腸切除術	：肝管空腸吻合部・膵管空腸吻合部
急性虫垂炎	：右傍結腸溝・右腸骨窩

　手術部位や術式によっては、複数のドレーンが留置されますが、ドレーンの先端がどこに挿入されているのか、考えながらケアすることが必要です。例えば、「胃切除術なのにダグラス窩」とか、「結腸切除なのにウィンスロー孔」というのは、ほぼありません。もしこのような例外があるならば、その理由（根拠）を、医師に確認しておく必要があります。

　また、特に開放式ドレーンの場合、病棟でのガーゼ交換の際に、逆行性感染を起こすリスクが高くなります。病状によっては3〜5日、排液の性状によっては1週間程度で抜去されることが多いようですので、その間、感染予防対策に十分注意して、ケアを行うよう心がけましょう。

chapter 4

部位別のドレーン管理
胆道ドレナージ

胆道ドレナージとは、胆道の中に
直接挿入するドレナージ法です。
その適応や管理について、
理解しておきましょう。

胆道ドレナージとは

胆道ドレナージは、狭窄によって胆道内に溜まった胆汁をドレーンで体外に排出したり、ステントで体内に排出させます。胆道は、肝臓や十二指腸の間にある胆嚢（たんのう）、胆管、肝管など、胆汁の排泄路のことを指します。

胆道ドレナージの挿入部位

胆道ドレナージは、主に次のような部位に挿入されています。

挿入部位の違い

❹経皮経肝的胆道ドレナージ
❺経皮経肝的胆嚢ドレナージ

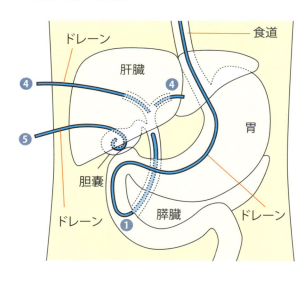

❶内視鏡的逆行性胆道ドレナージ
❷内視鏡的逆行性胆道ドレナージ
❸内視鏡的逆行性胆嚢ドレナージ

●知っておきたい胆汁のまめ知識

肝臓で作られる胆汁は、消化や吸収に欠かせない消化液です。

胆汁は、肝臓➡胆管➡総肝管➡総胆管➡十二指腸に排出されます。もう一方で肝臓➡胆嚢に貯蔵されたり濃縮されます。

胆嚢は、腸内に食べ物が入ると、貯蔵していた胆汁を胆嚢管➡総胆管➡十二指腸に排出する役割をしています。

適応と目的

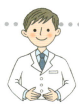
胆道ドレナージの適応と目的にはどのようなものがあるのでしょうか？
ここでは、内視鏡的ドレナージと経皮経管的ドレナージの違いについても考えてみましょう。

胆道ドレナージの適応

胆道ドレナージの適応は、患者さんの状態（病状）が次のように変化したときです。

- 急性胆管炎
- 急性胆嚢炎
- 閉塞性黄疸（悪性腫瘍や胆石）

胆道ドレナージの目的

胆道ドレナージの目的は、大きく2つに分けることができます。

- 急性胆管炎の感染症の胆汁の排出
- 胆汁うっ滞による閉塞性黄疸の減黄

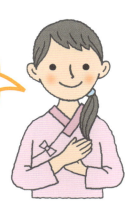
胆道ドレナージは、いろいろな効果が期待できる、ということですね。

内視鏡的ドレナージと経皮経肝的ドレナージ

内視鏡的ドレナージと経皮経肝的ドレナージについて詳しくみてみましょう。

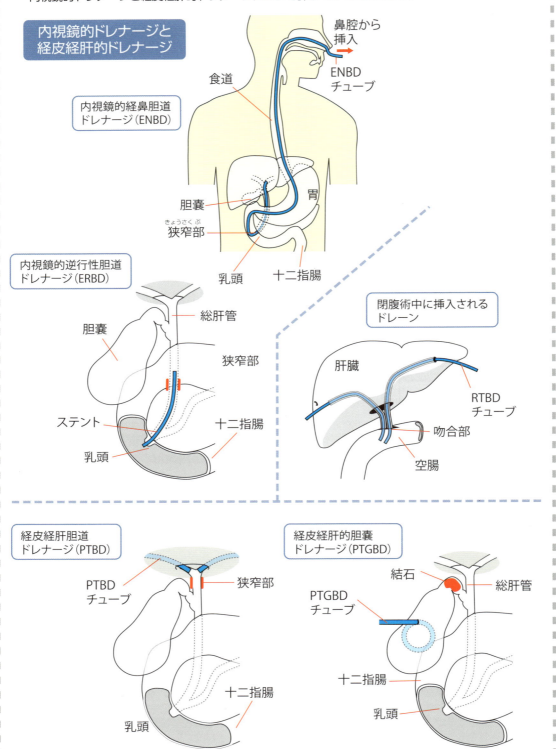

挿入の実際

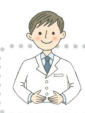

胆道ドレナージの挿入方法には、内視鏡的ドレナージと経皮経肝的ドレナージがあります。ここでは、この2つの方法について詳しく理解しましょう。

内視鏡的経鼻胆道ドレナージの挿入方法

ドレナージの挿入

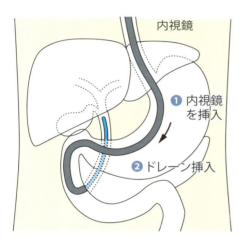

❶ 内視鏡を挿入
❷ ドレーン挿入

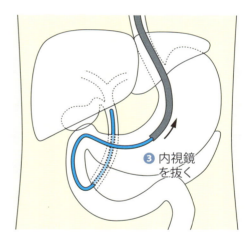

❸ 内視鏡を抜く

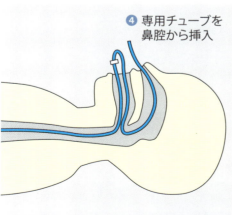

❹ 専用チューブを鼻腔から挿入

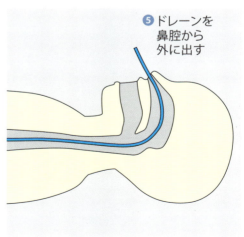

❺ ドレーンを鼻腔から外に出す

経皮経肝的胆道ドレナージの挿入方法

経皮経肝的胆道ドレナージは、専用の穿刺針(せんししん)を使用して、肝臓経由で挿入します。

経皮経肝的胆道ドレナージ

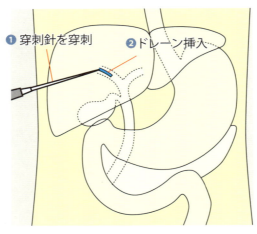

❶ 穿刺針を穿刺　❷ ドレーン挿入

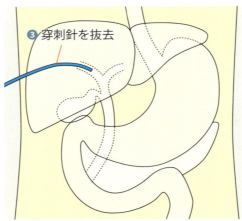

❸ 穿刺針を抜去

❶超音波を利用して、肝内胆管に穿刺針を刺す。
❷胆内胆管に穿刺針を刺したら、ガイドワイヤーを入れてドレーンを挿入する。
❸穿刺針とガイドワイヤーを抜去して、ドレナージを行う。

内視鏡的ドレナージの手技のポイント

内視鏡的にドレーンを挿入するときは、次のようなタイミングで行われます。

- 側視鏡を使った逆行性膵管胆管造影（ERCP）に引き続いて、挿入操作が行われる。
- 場合によっては、内視鏡的乳頭括約筋切開術（EST）を同時に行う。

経皮経肝的ドレナージの手技のポイント

経皮経肝的ドレナージの挿入は、次のような手技の流れで行われます。

- 局部麻酔後、超音波を利用して、穿刺針を肝内胆管に刺す。
- 留置後、胆汁の逆流確認や胆管造影後にX線透視でドレナージを行う。
- 患者の状態や医師の指示を確認して、穿刺針やカテーテル、ガイドワイヤーを準備する。

胆道ドレナージは、外科なのか内科なのか

　胆道ドレナージにはいくつかの方法がありますが、実際の手技を行うのは、外科医でしょうか、内科医でしょうか。答えは「どちらでも」です。

　現在は、診療科が細かく分かれていることが多く、ある程度の規模の病院であれば、肝胆膵外科や、消化器内科の肝胆膵グループなど、その道の専門家がいます。「外科は手術で治す科、内科は薬で治す科」というイメージがあるかもしれませんが、最近では内視鏡による処置が増えており、「手術はしないけど内視鏡で腫瘍を切除」という内科医も増えています。外科医・内科医に関わらず、担当患者さんに適応があれば対応する、ということですね。

挿入患者さんの観察ポイント

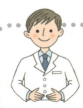

胆道ドレナージを挿入している患者さんの観察ポイントには、どのようなものがあるでしょうか。ここでは、排液の観察とドレーンの固定方法について詳しく考えてみましょう。

排液の性状を観察する

胆道ドレナージからの排液の性状をしっかりと観察して、異常を早期に発見しましょう。

- 排液の色（正常時、黄褐色➡緑色）
  混濁した緑色
- 排液の性状（正常時、粘稠性の液体）
  膿性
- 出血（経皮経肝的胆道ドレナージや経皮経肝的胆嚢ドレナージでは、正常時、穿刺の際に出血が胆汁に混ざることも）

持続的に出血が胆汁に混ざることや血性度が高くなる場合は、医師へ報告します。この場合、肝動脈や門脈など血管損傷の可能性があります

排液の量を観察する

胆道ドレナージからの正常な排液の量を、確認しておきましょう。

- 胆汁の1日の量は成人でおよそ600mL（このうち、肝細胞から450mL、胆管から150mL分泌されている。分泌された胆汁は濃縮され、20～50mLが胆嚢に貯蔵される）
- 排液量は、量の多少だけでなく、症状や検査データなどから総合的に評価する
- ただし極端に排液量が減少した場合は、ドレーンの閉塞や屈曲、抜去していないか確認する

内視鏡的経鼻胆道ドレナージの固定方法

　ドレーンが事故抜去しないよう、正しい固定方法を確認しましょう。

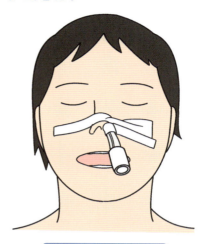

経鼻挿管

①ドレーンを鼻翼・鼻筋（鼻梁）で固定し、テープ止めする。
②ドレーンをゆるやかな曲線で頬に固定する。
③固定位置を確認する（ドレーンの決められた長さや、マーキングの位置を見る）。

内視鏡的経鼻胆道ドレナージの観察ポイント

　びらんを予防するために、皮膚被膜剤スプレーを使うこともあります。

▼皮膚被膜剤スプレーの例

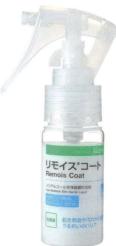

体位変換や移動する際には、逆流を防ぐため、排液バッグが鼻腔よりも高くしないように気をつけよう。

経皮経肝的胆道ドレナージと経皮経肝的胆嚢ドレナージの観察ポイント

経皮経肝的に行われるドレナージでは、次のポイントをしっかり観察しましょう。

- 縫合糸で固定されている刺入部を、透明フィルムやガーゼで保護する。
- ドレーンをゆるやかな曲線で頬に固定する。
- 刺入部に発赤などの感染徴候や出血がないか確認する。
- 自己抜去がないか注意して、固定位置を確認する(ドレーンの決められた長さやマーキングを見る)。

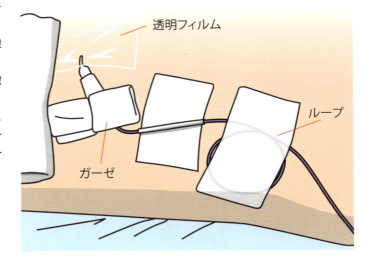

ドレーン固定のイメージ / 透明フィルム / ループ / ガーゼ

内視鏡的逆行性胆道ドレナージと内視鏡的逆行性胆嚢ドレナージの観察ポイント

この2つのドレナージでは、目視での固定確認ができません。

- 胆道内の狭窄部にドレナージしているため、体外からは固定確認をすることは難しい。
- ドレナージが有効に機能しているかは、臨床状態や様々な検査データで評価する。

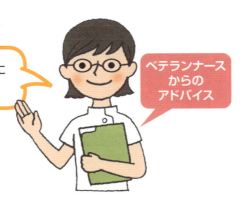

排液をしっかり観察して、病状の変化に気が付くことが大切です。

ベテランナースからのアドバイス

感染予防対策

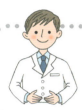

胆道ドレナージの感染予防対策には、どのようなものがあるのでしょうか。ここでは、感染症を引き起こさないためのポイントをしっかり押さえて、予防対策について具体的に見ていきましょう。

ドレーン刺入部においての感染予防対策

ドレーン刺入部からの感染は、次のような対策で予防します。

- 経皮経肝的胆道ドレナージ（PTBD）と経皮経肝的胆嚢ドレナージ（PTGBD）の刺入部を透明フィルムやガーゼで保護する。
- 刺入部に出血や排液漏れがある場合は、10%ポビドンヨード液などで消毒する

※実際に使用する消毒液については、それぞれの病院のマニュアルを確認します。

ドレナージ回路と排液バッグにおいての感染予防対策

ドレナージ回路と排液バッグからの感染は、次のような対策で予防します。

- 排液を廃棄するときは、ドレナージ回路と排液バッグの接続部との接続を、清潔操作にて行い、感染を予防する。
- 感染のリスクを減らすために、なるべく排液の廃棄を最小限にする。

※清潔操作中に使用する消毒液の内容は、それぞれの病院のマニュアルを確認します。

胆道ドレナージの合併症の兆候

胆道ドレナージの合併症には、いくつかの兆候があります。

- 発熱
- 膵炎、胆管炎、腹膜炎などによる腹痛
- 胆道炎や敗血症などによるショック症状
- 経皮経肝ドレナージの場合、気胸による呼吸困難や出血

抜去の判断とタイミング

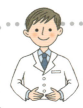

胆道ドレナージにおける抜去の判断とタイミングには、どのようなポイントがあるのでしょうか？体外ドレナージと体内ドレナージでは、どのような違いがあるのかも見てみましょう。

体外ドレナージの抜去の判断とタイミング

●体外ドレナージ

体外ドレナージには、次のようなものがあります。

①内視鏡的経鼻胆道ドレナージ（ENBD）
②経皮経肝的胆道ドレナージ（PTBD）
③経皮経肝的胆嚢ドレナージ（PTGBD）

●体外ドレナージの抜去の判断とタイミング

体外ドレナージの経過を観察し、早期に抜去できるようケアしていくことが重要です。

①ドレナージに至った原因は除去されているか。
②症状は改善されているか。
③血液検査データに異常はないか。

体内ドレナージの抜去の判断とタイミング

●体内ドレナージ（ステント留置）

体内ドレナージ（ステント留置）には、次のようなものがあります。

・内視鏡的逆行性胆道ドレナージ（ERBD）
・内視鏡的逆行性胆嚢ドレナージ（ERGBD）

●体内ドレナージの抜去の判断とタイミング

原疾患の状態によっては、長期間の留置が必要となりますが、場合によってはステントの入れ替え（反復留置）も検討されます。

トラブルシューティング

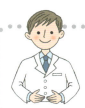

胆道ドレナージのトラブルシューティングには、どのようなことがあるのでしょうか？ トラブルの内容、観るべきポイント、起こりうる事態、対処方法などを考えてみましょう。

 ## 排液がドレナージされていない

●観るべきポイント
胆道ドレナージによる排液が確認できない場合、最初に観察すべきポイントがあります。

・腹部症状はでていないか。

●起こりうる事態
排液がきちんと排出されていない原因として、いくつかの状況が考えられます。

①ドレーンの閉塞。
②ドレーンの屈曲。
③体内にあるドレーンの先端が腸管内や肝内胆管に脱落。
④上記のようなドレナージができない状況が続くと、腹部症状が出てくる可能性も。

●対処方法
排液をすみやかに排出させるには、次のような対処方法があります。

①ドレーンの閉塞を解消する（ミルキングなど）。
②ドレーンの屈曲を解消する。
③①と②が原因ではない場合は医師に報告する。

▼ミルキングによる閉塞の解消

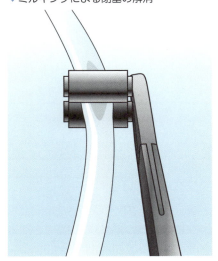

ドレーンが抜去している、抜去しそう

●観るべきポイント

　ドレーンが抜けてしまった、あるいは抜けかけているときには、次のことを確認しましょう。

①刺入部から出血していないか。
②刺入部から体液が漏れていないか。
③患者さんの自覚症状に変化はないか。

●起こりうる事態

　このようなとき、患者さんのからだでは、どのようなことが起こっているのでしょうか。

①ドレーンの抜去（自己抜去／事故抜去）。
②留意位置のずれ。
③上記のようなドレナージができない状況が続くと、腹部症状が出てくる可能性もある。

●対処方法（経皮経肝的胆道ドレナージ、経皮経肝的胆囊ドレナージの場合）

　ドレーンが抜去するか、抜去しそうな場合には、次のような対処がなされます。

①刺入部から出血している場合は、清潔ガーゼで刺入部を圧迫する。
②刺入部から胆汁が漏れていないかを確認する。
③固定位置を確認して抜けているドレーンの長さはどのくらいかを確認し、医師に報告する。

●対処方法（内視鏡的経鼻胆道ドレナージの場合）

　固定位置を確認して抜けているドレーンの長さはどのくらいかを確認し、医師に報告します。

トラブルにも、いろいろな対処方法があることを知っていれば安心かな。

chapter 5

部位別のドレーン管理
胸腔ドレナージ

胸腔ドレーンにも、様々な適応や観察ポイントがあります。

ここでは、胸腔ドレーンの基礎をおさらいします。

胸腔ドレナージとは

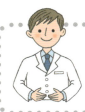

胸腔ドレナージには、大きく分けて3つのドレナージがあります。一つ目は気胸に対するドレナージ、二つ目は胸水に対するドレナージ、三つ目は、膿胸に対するドレナージです。

胸腔とは

　胸腔とは、胸郭（骨性胸郭、筋性胸郭、横隔膜から成る図の赤い囲み）の内腔のことです。胸腔ドレナージとは、その内腔の中の肺を覆う臓側胸膜（ぞうそくきょうまく）と、壁側胸膜（へきそくきょうまく）で囲まれた胸膜腔に留置するドレーンのことです。

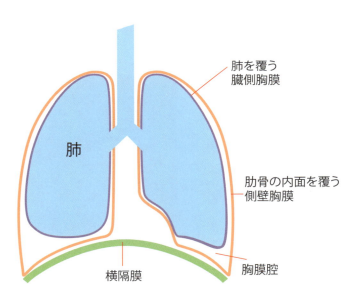

胸腔の成り立ち

胸腔ドレナージの挿入部位

胸腔ドレナージとは、どのような部位へ挿入されるものでしょうか。

胸腔ドレーンの挿入イメージ

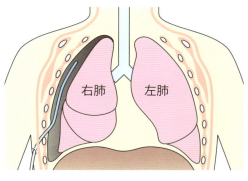
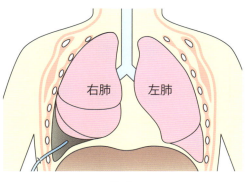

気胸　　　　　　　　　　　　　　　　　胸水

気胸：大胸筋背側の中腋窩線の第四肋間または第五肋間を経由し、前腋窩線上から肺尖部へ
胸水：超音波を利用して、胸水が貯まっている胸腔内の背側部を穿刺する

胸腔に溜まった空気や水は、そのまま肺を圧迫するので、呼吸苦の原因になります。

新人ナースからのアドバイス

適応と目的

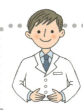

胸腔ドレナージの目的とは、胸腔に貯まっている気体や液体を体外に排出させ、胸腔内の圧力を正常にすることです。また、胸腔ドレナージには様々な適応があります。その様々な症状についても考えてみましょう。

気胸の適応と胸腔ドレナージの目的

気胸に対する胸腔ドレナージのポイントは、次のようになります。

・気胸には様々な種類がある。
・胸腔ドレナージを行う目的は、「胸腔内の脱気」をすること。

胸水や膿胸、血胸の適応と目的

胸水や膿胸、血胸に対する、ドレナージの適応と目的について、理解しましょう。

・胸腔内に貯まった液体（血液、滲出液、濾出液、膿瘍など）を胸水という。
・胸水をドレーンで排出し、排液の性状や排液量などを観察して経過を確認すること。

※胸腔内に膿が貯まったものを膿胸といい、胸腔内に血液が貯まったものを血胸といいます。

胸腔内操作を行った術後の適応と目的

胸腔内操作を行う手術後、胸腔ドレナージはどのような役割を果たしているのでしょうか。

・開胸手術によって虚脱した肺を、正常の状態に膨張させること。
・術後出血をしていないか、ガス漏れはないか、リンパ液の漏れはないかの観察も行う。

心不全や胸膜炎の適応と目的

心不全や胸膜炎の患者さんは、なぜ胸腔ドレナージが必要なのでしょうか。

- 心不全による胸水の場合、肺の血液がうっ滞することで、漏出性胸水が生じるため、ドレナージが必要になる。
- 胸膜炎は、肺炎や肺結核、肺がんなどの炎症刺激によって炎症が胸膜に生じることであり、胸膜炎によって溜まった胸水と、さらに細菌が胸膜の内部に侵入してできた膿を排出するために行う。

「気胸」について理解しておくべきこと

「気胸」とは、何らかの原因により、胸腔内（胸壁と肺の間）に空気がたまってしまい、肺が縮んでしまう状態のことです。

好発年齢は、15歳〜20歳代と、50歳代〜60歳代、2つのピークがあります。女性よりも圧倒的に男性が多く（90％以上が男性といわれている）、胸板の薄い男性に発症しやすいという特徴があります。

外傷などの原因が明らかではなく、自然に起こる"自然気胸"は、大きく2つに分類されます。「原発性気胸」と「続発性気胸」です。

原発性気胸：若年者のほとんどがこれ。肺に風船のような袋（ブラ、ブレブ）ができて、破裂して肺が縮む状態。
続発性気胸：50歳代以上の喫煙者に多く、基礎疾患や薬剤により発症する。

「気胸」を発症すると、発症側の胸部の疼痛、呼吸苦、原因不明の咳が続くなどの症状がみられます。軽症であれば安静で治ることもありますが、中等症以上になると胸腔ドレーンの適応になります。「気胸」は再発しやすいケースもあり、再発すると手術が必要です。

挿入の実際

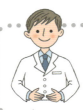

胸腔ドレナージの挿入には、どのようなことに気をつければいいのでしょうか。ここでは、様々な症状で脱気した胸腔内を正常な圧力に膨張させるために、みるべきポイントについて考えてみましょう。

胸腔ドレナージの通常設定

胸腔ドレナージに対する圧力は通常、次のように設定されます。

呼気時	吸気時	吸引圧
$-2～-4cmH_2O$	$-6～-7cmH_2O$	$-5～-15cmH_2O$

ドレーンの接続部の注意点

ドレーンの接続部に対しても、いくつかの注意点があります。

・ドレーンは屈曲や閉塞をしていないか。
・接続部が外れたり、空気漏れを防ぐために、タイガンは使用されているか。

※ドレーン挿入時は、感染予防のためにドレーピングを行います。

▼タイガン（ケーブルタイ用結束工具）　　▼ドレーピング

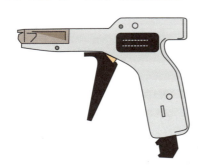
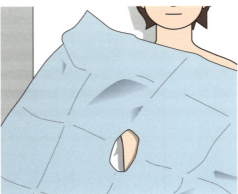

ドレーンの管理

胸腔ドレナージの管理を行うときは、特に次のことに注意しましょう。

・患者さんが動いたときにドレーンがベッドの柵やキャスターに引っ掛けないよう留意する。
・逆行性の感染を引き起こさないように、排液バッグを刺入部より下にセットする。
・ドレーン内に排液のたまりを生じさせないように留意する（たまりが生じると、吸引圧が下がったり、陰圧が陽圧に変化してしまうことがあり、様々なリスクが考えられる）。

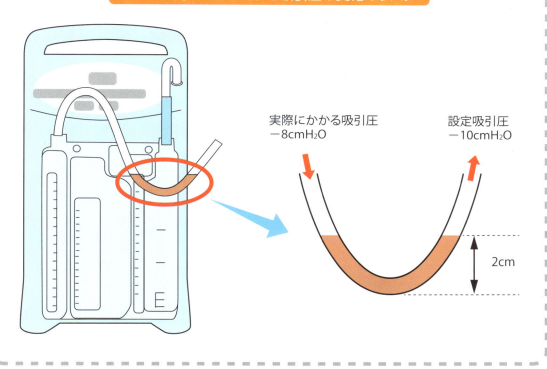

ドレーン内のたまりによる吸引圧の変化のリスク

実際にかかる吸引圧 −8cmH$_2$O
設定吸引圧 −10cmH$_2$O
2cm

ドレーンがあると、動作が制限されるのが一番辛いかな。

ドレーンの閉塞を確認する

胸腔ドレーンの閉塞が疑われるとき、どのように確認すればよいでしょうか。

・ドレーンの閉塞は、胸腔ドレナージシステム水封室の液面の呼吸性移動（液面の上昇や低下）で確認できる。
・吸気時には液面が上昇し、呼気時には液面が低下する。
・自発呼吸の患者さんの場合、呼吸性移動がみられる。
・人工呼吸管理の患者さんの場合呼吸性移動がみられない。

水封室の液面の呼吸性移動

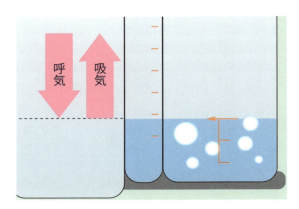

チューブによるドレーン閉塞の確認

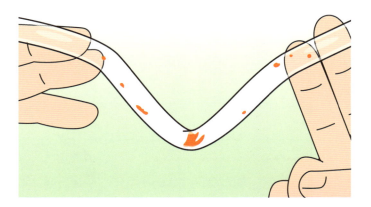

目的別のエアリーク（気泡）の確認

胸腔ドレナージでエアリークが確認された場合、原因としては次のことが考えられます。

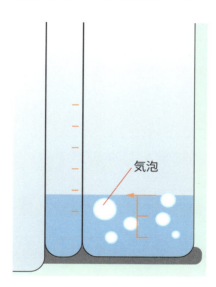

水封室の液面の呼吸性移動

気泡

・気胸による脱気が目的の場合、気泡がみられることが正常。
・脱気以外の目的で気泡がみられた場合、ドレーンの接続部や刺入部から空気が漏れている、または、接続が外れている、気胸が合併している可能性もある。

胸腔ドレナージの場合は、胸腔内圧よりも吸引圧を高く維持することが、有効なドレナージになります、それは、胸腔内は陰圧であることと、密閉された内腔であることが理由です。

先輩ナースからのアドバイス

挿入患者さんの観察ポイント

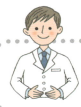

挿入患者さんの観察ポイントには、どのようなことがあるでしょうか。それぞれの症状に合わせた観察ポイントを考えてみましょう。

✚ 胸腔内操作を行った術後の排液の観察ポイント

術後の正常な排液の変化と、異常な排液は、どのように見分ければよいのでしょうか。

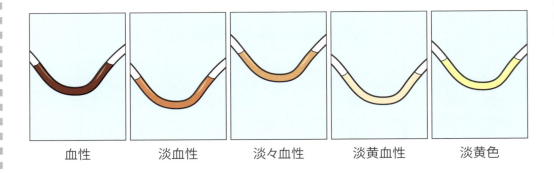

正常な排液の性状の変化

| 血性 | 淡血性 | 淡々血性 | 淡黄血性 | 淡黄色 |

排液の色と名称の違い

血性　淡血性　淡々血性　漿液性(しょうえきせい)　淡黄色　黄色　乳び様　濃黄色　赤ワイン色　濃緑色

正常とは反対に、血性が濃くなる場合は、以下のような影響が考えられます。

・血管や臓器の損傷による出血。
・体位変換により、貯まっていた血餅(けっぺい)成分の多い液体が排出された。
・乳白色に変化した場合は、乳び胸の可能性があります。すぐに医師に報告する。

乳び胸とは、胸腔内のリンパ管から乳びが漏れて、胸腔内に貯まっている状態をいいます。

胸水を目的にした排液の観察ポイント

胸水がある患者さんの場合、排液にはどのような変化がみられるのでしょうか。

- 胸水の性状は「滲出性胸水」と「漏出性胸水」の2種類がある。
- 滲出性胸水は、感染や悪性腫瘍が原因で、混濁している。
- 漏出性胸水は、うっ血性心不全や低栄養が原因で、黄色透明。
- 徐々に排液量が減っていくことが、正常な変化。

血胸を目的にした排液の観察ポイント

血胸に対して胸腔ドレナージを行う場合、排液は次のようなポイントで観察します。

- 正常な排液の性状の変化は、血性➡淡血性➡淡々血性➡淡黄血性➡淡黄色の漿液性。
- 排液量も減少する。

膿胸を目的にした排液の観察ポイント

膿胸の患者さんでは、次のようなポイントで、排液を観察していきます。

- 膿性から少しづつ漿液性に変化していき、排液量も減少する。
- 治療として持続洗浄をすることもある。

胸腔ドレナージによる疼痛の観察ポイント

患者さんが感じている痛みを伝えてもらうために、便利なスケールがあります。

- 疼痛に関しては、痛みのスケールなどを活用する。

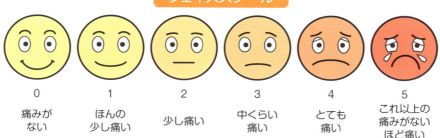

✚ 疼痛から考えられる原因①「肺合併症」

●疼痛が与える影響
疼痛によって換気量が低下します。

●対処方法
患者さんが疼痛を訴えた場合、次のような対処方法があります。

①鎮痛薬の使用による安静
②体位変換
③徹底したドレーンの固定管理

✚ 疼痛から考えられる原因②「ドレーンの引っ張り」

胸腔ドレーンは、S字状に挿入されているため、ドレーンが引っ張られると、痛みが走ることがあります。

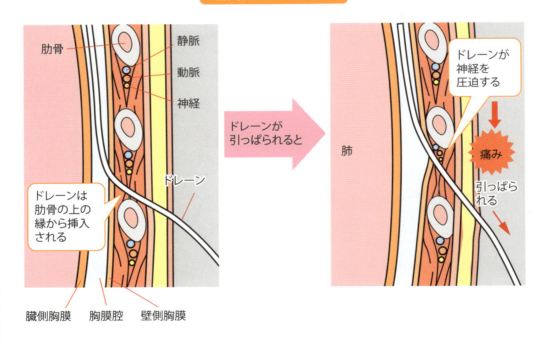

肋間神経とドレーン

感染予防対策

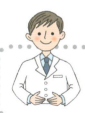

胸腔ドレナージの感染予防対策には、どのようなことがあるのでしょうか。また、胸腔ドレナージ中の移動時の注意点についても考えてみましょう。

胸腔ドレナージの感染対策のポイント

感染を予防するためには、次のことに対する注意が必要です。

①ドレーンの刺入部に異常はないか。
②排液バッグを交換するときは、接続部を清潔操作する。
③排液バッグの交換は感染リスクを高めるため、必要最小限にする。
④排液バッグを刺入部より下にセットする。

排液バッグを刺入部より上にすると感染のリスクが生じる

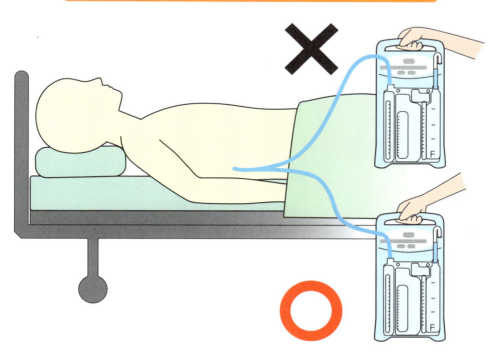

胸腔ドレナージ中の移動時の注意点

胸腔ドレナージ中の移動には、キャスター付きの移動器具や点滴台を使用します。

▼キャスター付きの移動器具（メラMSカート）

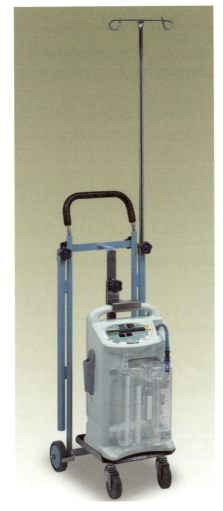

●**注意点**
①胸腔ドレナージシステムを垂直にする。

※転倒などでシステムが傾くと、水封がダウンしてしまい吸引圧が変化したり、逆流性感染のリスクが生じます。

②排液バッグを刺入部より下に留置して逆流性感染のリスクを防ぐ。

※胸腔ドレナージ中は、移動時であってもクランプをしないのが原則です。

出典：泉工医科工業株式会社ホームページ

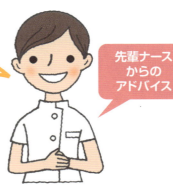

胸腔ドレーンを挿入中に移動するときは、点滴台に持続吸引器と排液バックとをセットで固定します。患者さんの肺よりも低い位置で固定し、吸引圧の変化に十分注意しましょう。

先輩ナースからのアドバイス

抜去の判断とタイミング

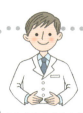

胸腔ドレナージの抜去の判断とタイミングには、どのようなポイントがあるのでしょうか。胸腔ドレーンの留置期間や、抜去方法について詳しく考えてみましょう。

胸腔ドレーンの抜去時のポイント

ドレーンを留置することは感染のリスクを伴うので、短期間での抜去が望まれます。

●術後の胸腔ドレナージの抜去基準

術後の胸腔ドレナージを行っている場合は、次のような基準で抜去が検討されます。

①排液量が150～200mL/日以下。
②排液の性状が血性から漿液性に変化している。
③気漏（エアリーク）の有無。
④肺の膨張具合。

●気胸の胸腔ドレナージの抜去基準

気胸により胸腔ドレナージを行っている場合は、次のような基準で抜去が検討されます。

①気漏（エアリーク）が消失する。
②肺の虚脱がなくなる（胸部X線で確認する）。

肺の気腫性変化が強い場合とごく微量な気漏（マイナーリーク）の可能性が高い場合
ドレーンをクランプして、少し間をおいて胸部X線で気胸の確認してから抜去する。

胸腔ドレーンの抜去時のポイント

本番前に呼吸方法を患者さんと練習しておきましょう

抜去のための呼吸法

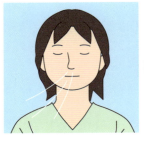
「大きく吸って〜、吐いて〜」

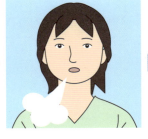

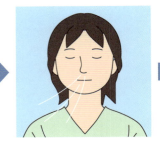
「吸って〜吐いて〜」

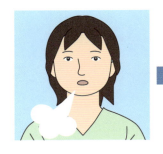

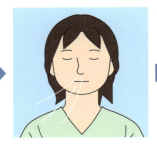
「もっと吐いて〜、はい息を止めて」

呼吸を止めてもらうのは、エアが体内に入り込むのを防ぐためです。

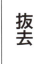 抜去 → 結紮

抜去後は、縫合糸で刺入部を結紮する

↓

 結紮が終わったら呼吸をしてもよい。

抜去時は、患者さんに十分な説明をして、協力を得るようにしましょう。

先輩ナースからのアドバイス

トラブルシューティング

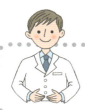

胸腔ドレナージのトラブルシューティングにはどのようなことがあるでしょうか。トラブルごとに対処方法を考えてみましょう。

✚ 排液が血性に変化した

●観るべきポイント
排液の性状はどうか。血性の排液量はどのくらいか。100mL／時以上の場合は注意が必要です。

●起こりうる事態
胸腔内の血管や組織が損傷している。

●対処方法
①バイタルサインを確認して、医師に報告。
②酸素投与や気道確保の準備をする。

✚ 背中が強烈に痛い

●観るべきポイント
ドレーン刺入部が圧迫されていないか。

●起こりうる事態
ドレーンの先端が肺尖部(はいせんぶ)に接触している。

●対処方法
ドレーンの刺入部を圧迫しない体位に変える。
痛みを取り除くように鎮痛薬を使用する。

ドレーン接続部が外れている

●**観るべきポイント**
①患者さんの状態に異常はないか。
②胸膜炎の兆候はないか（胸痛、発熱、排水の混濁）。

●**起こりうる事態**
①空気の流入により肺が萎む気胸になっている。
②接続部から感染し、胸膜炎を発症している可能性。

●**対処方法**
　ドレーンをクランプ後、医師に報告。連結部を減菌ガーゼで覆い、可能なら接続チューブ交換。

呼吸性移動がみられない

●**観るべきポイント**
　ドレーンが閉塞していないか（緊急事態の可能性あり）。

●**起こりうる事態**
　ドレーンが閉塞していた場合、胸腔内が陰圧になっている。

●**対処方法**
　閉塞がドレーン内の凝血による原因の場合、緊急事態のため、迅速に医師に報告する。

排液が乳白色に変化した

●**観るべきポイント**
　食事や脂肪の摂取を開始しているか。

●**起こりうる事態**
　胸腔内に胸管やリンパ管から乳白色のリンパ液が漏れている。

●**対処方法**
　医師に報告し、食事中止などの指示を仰ぐ。

chapter 6

部位別のドレーン管理 脳室ドレナージ

患者さんの病状や術式により、
脳室へのドレナージが行われます。
ここでは、脳室ドレナージの管理について、
詳しく理解しましょう。

脳室ドレナージとは

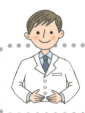

脳室ドレナージとは、どのようなものでしょう。まずは、脳室ドレナージの仕組みについて考えてみましょう。

✚ 脳室ドレナージの仕組み

脳室からのドレナージは、次のような仕組みで排液を行っています。

脳室ドレナージ回路は、脳室ドレーン➡ドレナージ回路➡排液バックという仕組みになっています。脳室ドレーンは、前頭葉➡側脳室前方の領域に挿入されます。システムとしては、自然圧ドレナージシステムになります。

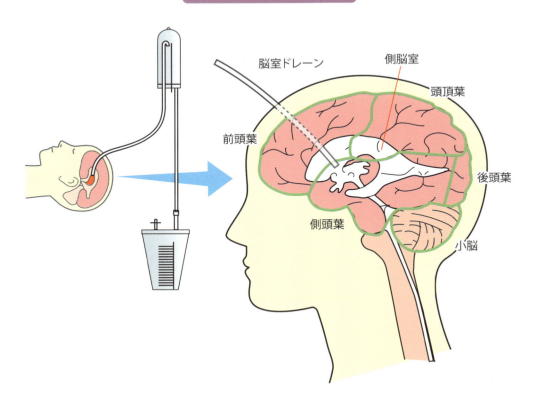

脳室ドレナージシステム

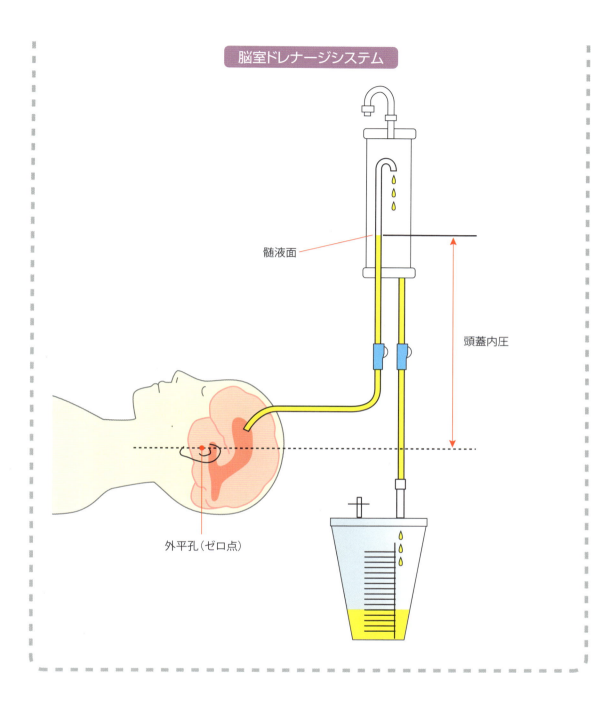

適応と目的

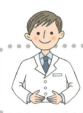

脳室ドレナージの適応と目的にはどのようなことがあるでしょうか。適応ごとの目的をそれぞれ考えてみましょう。

脳室ドレナージの適応と目的

脳室ドレナージの適応とその目的を理解しておきましょう。

適応	目的
・術後の水頭症予防およびモニタリング	・脳腫瘍摘出術後や開頭腫瘍除去術後の頭蓋内圧のモニタリング。 ・髄液排出による頭蓋内圧のコントロール。 ・脳出血の脳室穿破や脳室内出血術後の止血状態や再出血のモニタリング。
・急性水頭症（脳出血やくも膜下出血）	・髄液を頭蓋外に排出して頭蓋内の圧力を下げる。
・血腫除去（脳出血の脳室穿破）	・脳出血による血液や血腫の排出。 ・髄液循環の改善。
・薬液の注入	・髄膜炎や脳室炎に対する抗菌薬の投与。
・人工髄液の注入	・くも膜下出血時の出血の洗い出し（乳酸リンゲル液の注入を行うこともある）。

脳室ドレナージのモニタリング方法

脳室ドレナージにおける頭蓋内圧は、ドレナージ回路のチャンバー細管の髄液面の高さでモニタリングします

挿入の実際

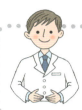

脳室ドレナージの挿入にはどのようなことを注意すればいいのでしょうか。ここでは、ドレナージ圧の設定やドレーンの固定方法、体位変換について考えてみましょう。

脳室ドレナージ圧の設定

脳室ドレナージの設定は、次のような手順でしっかりと確認します。

❶ベッドの高さを確認し、頭部をやや挙上（30度のギャッチアップ）して固定する。

❷頭部がずれていないか確認して、外耳孔にレーザーポインタを当て0点（基準点）設定をする。

❸頭部の位置を固定したまま、レーザーポインタを0点に合わせる。

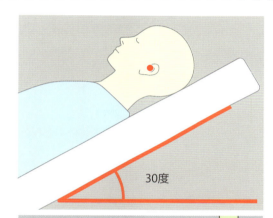

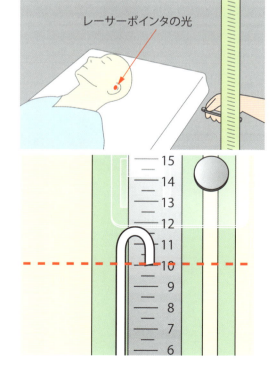

④回路ラックの0cmの位置にレーザーポイントが合っているかを確認する。

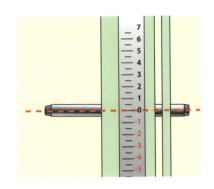

⑤チャンバーを決められた設定圧（図では10cmH₂O）に合わせる。
　目盛りは、排液口Ⓐか円盤部分Ⓑのどちらかに合わせる。
⑥ドレーン回路の上にあるチャンバー上部やエアフィルターが汚染されていないかを確認する。

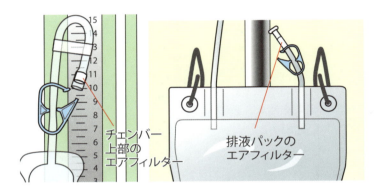

チャンバー上部のエアフィルター　　排液パックのエアフィルター

⑦ⓐからⓓの手順でクランプを開放してドレナージを開始する。

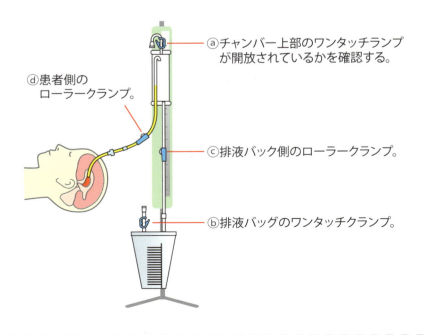

ⓐチャンバー上部のワンタッチクランプが開放されているかを確認する。
ⓓ患者側のローラークランプ。
ⓒ排液バック側のローラークランプ。
ⓑ排液バッグのワンタッチクランプ。

ドレーンの固定方法のポイント

脳室ドレーンの固定は、次のような流れで行われます。ポイントを理解しましょう。

①ドレーンを頭部の皮下3～4cm挿入し、刺入部をナイロン糸などで皮膚に固定する。
②刺入部は、ガーゼや透明フィルム、ハイドロコロイドドレッシングなどで保護する。
③体外のドレーンは、余裕を持たせるためにループ状にして頭部にテープで固定する。
④固定位置の確認を、ドレーンに表示されている長さか、マーキングなどで確認する。

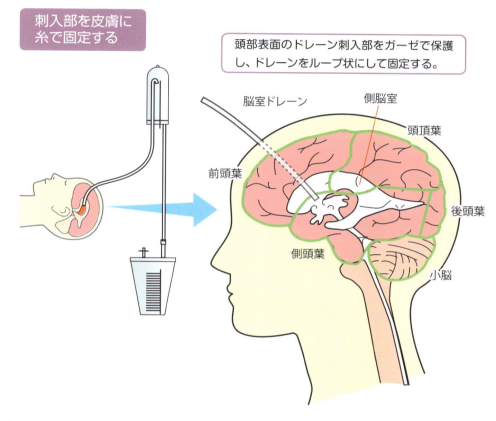

刺入部を皮膚に糸で固定する

頭部表面のドレーン刺入部をガーゼで保護し、ドレーンをループ状にして固定する。

脳室ドレーン / 側脳室 / 頭頂葉 / 前頭葉 / 後頭葉 / 側頭葉 / 小脳

※ドレーンを固定することは、排液を体外に促す目的を果たすために非常に重要なことです。
※脳室ドレーンの先端は、前頭葉の脳実質を通過して、側脳室前方の領域に留置します。

ドレーナージ中の体位変化のポイント

ドレナージを挿入したままで体位変換をする際には、次のことに注意しましょう。

①脳室ドレナージ中は頭部をおよそ30度の高さを保持する。
②オーバードレナージを避けるために、体位のずれが生じた場合は圧設定を行う。

挿入患者さんの観察ポイント

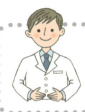

脳室ドレナージを挿入している患者さんの観察ポイントには、どのようなことがあるでしょうか。排液の性状や量、刺入部、拍動の確認方法のポイントについて、それぞれ考えてみましょう。

排液の性状の観察ポイント

脳室ドレナージの排液の性状から、患者さんの状態を読み取ることが重要です。

①腫瘍が原因でドレナージしている際の正常な髄液の色は、無色透明。
②脳室内出血など血腫が原因でドレナージしている際は、血性の排液。
③血性の排液は徐々に血液の色が薄くなり、黄色い排液に変化するが、この黄色い排液を**キサントクロミー**と呼ぶ。

キサントクロミーの変化	
出血後3〜4日	だんだん血性度が低くなる。
およそ2〜3週間	黄色い排液に変わる。

キサントクロミー（赤血球の溶血によって生じる）

排液の量の観察ポイント

脳室ドレナージの排液量からも、患者さんの状態を読み取ることができます。

①ドレナージの目的や症状によって変わるが、おおよそ20〜25mL/h程度を正常範囲とする。
②20mL/hよりも極端に多かったり少なかったりする場合は、要注意。

※髄液は、成人の場合、1時間におよそ20mL/hが生成されるためです。

ドレーン刺入部の観察ポイント

ドレーンの刺入部の観察から、異常や感染の兆候などの異常を読み取ることが重要です。

①発赤していないか（感染の兆候）。
②腫脹していないか（感染の兆候）。
③出血していないか。
④髄液漏れしていないか（早急に医師に報告）。

※髄液漏れの場合は、ドレーンの閉塞や頭蓋内圧亢進の可能性があります。

チャンバー細管内の拍動がない場合の確認ポイント

●ドレーン側に原因がないか確認する

通常はチャンバー細管内の髄液は心拍と同時に拍動しています。

①ドレーンの屈曲
②ドレーンの閉塞
③ドレーンの抜去

●原因を取り除いても拍動がない場合

ミルキングは行わずに、医師に報告します。

※脳室ドレーンの先端は脳実質に極めて近い位置に留置されているのでミルキングをすることによって脳を傷つけてしまうリスクがあります。
※脳室ドレーンのミルキングは、基本的に医師によって行われます。

感染予防対策

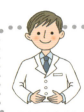

脳室ドレナージの感染予防対策には、どのようなものがあるのでしょうか。感染しやすい部分である、ドレーンの刺入部、ドレナージ回路について考えてみましょう。

ドレーンの刺入部に対する感染予防対策

刺入部の消毒を怠らないようにします（方法は、各施設による）。

●目安

ドレーン刺入部への感染予防には、次のような対策があります。

・刺入部をドレッシング材で保護している場合➡1週間に1回。
・刺入部をガーゼで保護している場合➡2日間に1回。

※消毒は10％ポビドンヨード液を使用します。

ドレナージ回路に対する感染予防対策

ドレナージ回路への感染予防には、次のような対策があります。

①三方活栓や排液バッグの接続部を扱う場合は、清潔操作に細心の注意を払う。
②ドレナージ回路内を無菌状態に保つため、接続部の開放は最低限にする。
③チャンバー上部は汚染されていないか確認する。
④排液バッグのエアフィルターが汚染されていないか確認する。

●移動のときの注意点

ドレーンを挿入したままの移動が必要な場合は、次のことを確認して行いましょう。

①チャンバー内に排液が溜まっていないか確認する。
②ドレナージ回路の4つのクランプを閉める。
③チャンバー上部が汚染されていないか確認する。
④排液バッグのフィルターが汚染されていないか確認する。

抜去の判断とタイミング

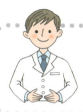

脳室ドレナージ抜去の判断とタイミングには、どのようのものがあるのでしょうか。ドレナージの目的によって、それぞれの抜去時期や抜去確認の方法について考えてみましょう。

ドレナージ目的別の抜去の判断とタイミング

脳室ドレナージは、目的によってそれぞれの抜去の判断とタイミングがあります。

くも膜下出血	血腫除去	非交通性水頭症（脳腫瘍）	閉塞性水頭症	術後の髄液漏予防
約2週間	血腫が排出されなくなる。	水頭症の原因の除去。水頭症の改善。	髄液循環が改善された。	髄液漏れがない。創部に異常がない術後4日〜1週間くらい。
①試験的にドレナージ回路を閉鎖して、患者さんの状態の変化をみる。変化がなければ、抜去の可能性を検討する。②頭部CTなどで脳腫脹や水頭症の兆候はないかを確認後、抜去する。			①試験的にドレナージ回路を閉鎖して、患者さんの状態の変化をみる。変化がなければ、抜去の可能性を検討する。②頭部CTなどで脳室拡大の兆候はないかを確認。髄液圧に異常がなければ、抜去する。	

トラブルシューティング

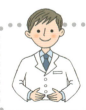

脳室ドレナージのトラブルシューティングにはどのようなものがあるのでしょうか。それぞれのトラブルに対する対処方法について考えてみましょう。

✚ ドレーン刺入部から髄液が漏れたときの対処方法

● **看るべきポイント**
ドレーン刺入部から髄液が漏れていることを見つけたら、次のことを確認しましょう。

・ドレーン側に異常はないか
　①ドレーンが閉塞、あるいは屈曲していないか確認。
　②挿入部に異常はないか確認。

※上記に異常がある場合は、すぐに医師に報告します。

✚ 排液量が急激に増えたときの対処方法

● **看るべきポイント1**
排液量が急激に増えた場合は、まず次のような対処をします。

・サイフォン部クレンメの閉鎖、フィルターの汚染など
　①サイフォン部クレンメを開放する。
　②フィルターの汚染を確認する（場合によっては交換も検討）。
　③ドレナージ回路を確認する。
　④設定の高さを確認する。

● **看るべきポイント2**
引き続き、全身状態についても観察していきます。

・頭蓋内圧の亢進兆候
　全身状態（頭痛、おう吐、意識レベルの低下）に異常はないか。

圧の設定

圧の設定
（設定圧15cmH2Oのときは
高さ15cmに設定）

サイフォン部

外耳孔
（0点に設定）

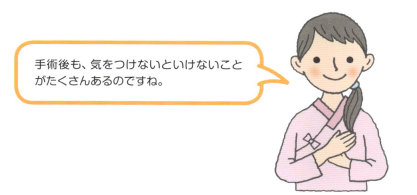

手術後も、気をつけないといけないことがたくさんあるのですね。

排液量が急激に減ったときの対処方法

●看るべきポイント
排液量が急激に減った場合は、次のことを確認します。

・ドレーン側に異常はないか、クレンメや三方活栓を開放していない。
・全身状態（頭痛、おう吐、意識レベルの低下）に異常はないか。

急激に血性の排液が出たときの対処方法

●看るべきポイント
急激に血性の排液が出たときには、次のような原因がないかを確認し、対処します。

・くも膜下出血が起きていないか
　①意識レベルやバイタルサインをモニタリングする。
　②急変の可能性があるため、緊急時の対応ができるように準備する。
※くも膜下腔に溜まった出血で頭蓋内圧を亢進させないため、クランプしません。

エアフィルターが汚染している

●看るべきポイント
エアフィルターの汚染を認めたときは、次のことも確認します。

・感染していないか
　①排液量に異常はないか。
　②回路を交換する。
　③排液バッグを交換する。
　④交換や点検時にはクランプをして、排液バッグは垂直に固定する。

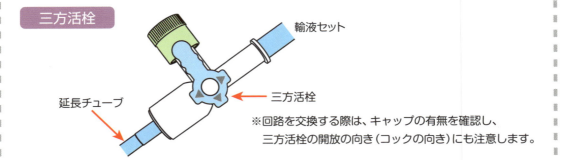

三方活栓

延長チューブ　　　輸液セット　　　三方活栓

※回路を交換する際は、キャップの有無を確認し、三方活栓の開放の向き（コックの向き）にも注意します。

chapter 7

部位別のドレーン管理
整形外科手術後ドレナージ

整形外科手術後も、手術部位を中心とした
ドレナージが行われます。
ここでは、その仕組みや観察ポイントについて、
詳しく理解しましょう。

整形外科手術後ドレナージとは

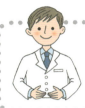

整形外科手術後ドレナージには、どのようなものがあるのでしょうか。ここでは、関節腔ドレナージと人工骨頭置換術後ドレナージ、脊椎術後ドレナージの仕組みを考えてみましょう。

➕ 整形外科手術後ドレナージの仕組み

整形外科手術後ドレナージの仕組みについて確認しましょう。

膝関節腔ドレナージと人工骨頭置換術後ドレナージ

脊椎術後ドレナージ

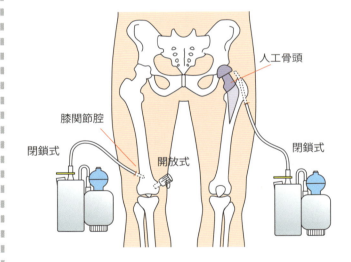
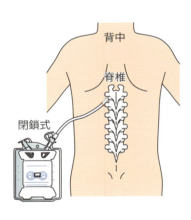

※開放式ドレナージは化膿性関節炎での緊急排液時のみ利用される。

整形外科手術ドレナージは、整形外科手術後に留置されるドレナージのことです。開放式ドレナージを使用する場合と閉鎖式ドレナージを使用する場合があります。

新人ナースからのアドバイス

適応と目的

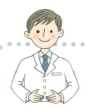

整形外科手術後ドレナージの適応と目的にはどのようなことがあるでしょうか。適応ごとの目的をそれぞれ考えてみましょう。

整形外科手術後ドレナージの適応

整形外科手術後、どのような場合にドレナージが適応となるのでしょうか。

・血腫が形成される可能性がある場合

●整形外科手術の一例

整形外科手術の術式には、様々なものがあります。

・関節手術後（骨折や人工関節置換手術時）
・化膿性関節炎（関節内に膿が溜まる可能性があるとき）
・人工骨頭置換術後（骨切り部や軟部組織からの出血時）
・脊椎手術後（出血や滲出液が溜まっている可能性があるとき）

整形外科手術後ドレナージの目的

整形外科手術後のドレナージは、どのような目的で行われるのでしょうか。

①血腫の形成を予防する。

※血腫の形成により、神経が圧迫されて神経麻痺や疼痛、感染のリスクが高まります。一度、神経麻痺を起こすと、回復は難しくなります。

②血腫による細菌感染を予防する。
③関節内の腫脹が原因で起こる疼痛を減圧によって軽減させる。
④整形外科手術後ドレナージの排液の性状の観察。

挿入の実際

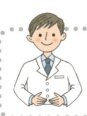

整形外科手術後ドレナージの挿入にはどのようなことを注意すればいいのでしょうか。ここでは、使用するドレーンの種類やドレーンの固定方法について考えてみましょう。

✚ 整形外科手術後のドレーンの種類

●人工膝関節置換術と人工股関節置換術

人工膝関節置換術と人工関節置換術について、基本的なことを理解しておきましょう。

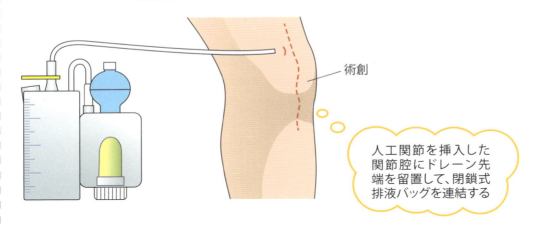

人工膝関節置換術後の閉鎖式ドレナージ

術創

人工関節を挿入した関節腔にドレーン先端を留置して、閉鎖式排液バッグを連結する

●人工骨頭置換術後

人工骨頭置換術の後では、どのようなドレナージが行われるのでしょうか。

・閉鎖式ドレナージ　➡骨からの出血が多い場合に血液や浸出液を体外に排出させるため。

人工骨頭置換術後での閉鎖式ドレナージ

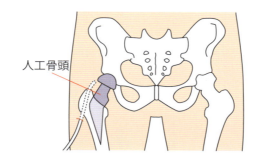

人工骨頭

● 関節洗浄術

関節洗浄を行うためのドレナージには、どのようなものがあるのでしょうか。

・閉鎖式ドレナージ（浜野式イリゲイションチューブ） ➡化膿性関節炎を発症している場合に必要な持続洗浄のため。

浜野式イリゲイションチューブ

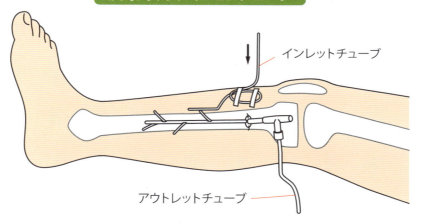

インレットチューブ

アウトレットチューブ

整形外科手術後ドレナージの固定方法

整形外科手術後のドレナージは、次のような方法でしっかりと固定します。

①ドレーンと皮膚を糸で固定する。
②皮膚と糸を固定した後、体とドレーンをテープで固定する。
③患者さんの状態（高齢者や皮膚）に応じて、ドレッシング剤などで皮膚を保護する。
④排液バッグの落下による事故を防ぐために、排液バッグを固定する。

挿入患者さんの観察ポイント

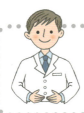

整形外科手術後ドレナージを挿入している患者さんの観察ポイントには、どのようなことがあるでしょうか。排液の性状や量、刺入部の観察ポイントについて、それぞれ考えてみましょう。

➕ 排液の性状の観察ポイント

排液の性状から読み取れる患者さんの状態を理解しておきましょう。

● 正常な排液の性状の流れ
血性（赤）➡淡血性（淡赤）➡漿液性（淡黄）

● 異常な排液の性状の流れ
徐々に薄くなっていた排液が、急に鮮血の排液になったなど。

➕ 排液の量の観察ポイント

排液の量から読み取れる患者さんの状態の変化は、ドレナージの方法により変わります。

● 関節腔ドレナージにおける閉鎖式持続洗浄法
関節内に注入した洗浄液の量＝関節腔から排出された排液量➡正常
注入量＜排液量➡感染の疑い
注入量＞排液量➡ドレーンの閉塞や屈曲。刺入部からの漏れの疑い

● 脊椎術後ドレナージにおける閉鎖式ドレナージ
術後48時間が過ぎても漿液性の排液量が1日100ml以上排液している。
➡髄液漏れの疑い

● 人工骨頭置換術後における閉鎖式ドレナージ
排液中に出血量が多い場合、ドレーンをクランプさせることで止血する方法を使う。
➡ただし、関節腔ドレナージや脊椎術後ドレナージでは神経圧迫の危険性があるので行わない。

ドレーン刺入部の観察ポイント

ドレーン刺入部は、次のようなポイントで、しっかりと観察しましょう。

①発赤していないか（感染の兆候）。
②腫脹していないか（感染の兆候）。
③出血していないか。
④浸出液が漏れていないか（早急に医師に報告）。

●浸出液漏れの場合

刺入部から浸出液が漏れている場合は、いくつかの可能性が考えられます。

・ドレーンの閉塞の可能性
・ドレーンの屈曲の可能性
・ドレーンの抜去の可能性

吸引システムの観察ポイント

吸引システムは、次のようなポイントでしっかりと確認しましょう。

①陰圧が正常にかけられているか。
②ドレーンや排液ボトルの接続部などにリークがないか。
③排液ボトルが垂直に保たれているか。
④ドレーンに余裕は持たされているか。

高齢患者さんの観察ポイント

●人工関節手術は、高齢患者さんが多い

人工関節手術の患者さんは高齢者が多いため、細やかなケアが求められます。

・刺入部や排液の観察以外にも、全身状態の観察にも気を配る必要がある。
・術後の安静によって、深部静脈血栓症のリスクもある。

感染予防対策

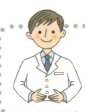

整形外科手術後ドレナージの感染予防対策には、どのようなものがあるのでしょうか。特に人工関節の感染は、一度感染してしまうと難治性のため、細心の注意が必要になります。

擦式手指消毒方法

有効な感染予防対策として、擦式手指消毒方法の手順を確認しましょう。

①ドレーンを取り扱う際は手洗いをする。
②擦式手指消毒をする。
③手袋を装着する。

排液の処理の際の注意点

排液処置では、逆流による感染を起こさないよう、次のことに注意しましょう。

①逆流感染を防ぐために、必ずドレーンをクランプする。
②クランプ後は、排液口のキャップを消毒してから閉める。
③感染のリスクを減らすため、排液処理は最小限にする。

感染リスク回避のため、感染予防対策をもう一度確認しましょう（第2章参照）。

先輩ナースからのアドバイス

抜去の判断とタイミング

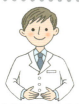

整形外科手術後ドレナージ抜去の判断とタイミングには、どのようのものがあるのでしょうか。関節腔ドレナージと人工骨頭置換術後ドレナージ、脊椎術後ドレナージ、それぞれの抜去時期やタイミングについて考えてみましょう。

関節腔ドレナージの抜去の判断とタイミング

●人工膝関節置換術と人工股関節置換術
ドレーンの長期留置は、感染のリスクが高いため術後24時間での抜去が目安となります。

※ただし、排液の性状からも判断されます。

●関節洗浄術
およそ10日～14日後に抜去されることが多いです。

※ただし、排液量や排液の性状からも判断されます。

人工骨頭置換術後ドレナージの抜去の判断とタイミング

原則的に48時間で抜去します。

※48時間以上の留置は、ドレーンが感染源になってしまう可能性があるためです。

脊椎術後ドレナージの抜去の判断とタイミング

排液の性状が血性から徐々に漿液性に変化して、排液量が20ml/1日以下とします。

トラブルシューティング

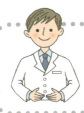

整形外科手術後ドレナージのトラブルシューティングにはどのようなものがあるのでしょうか。それぞれのトラブルに対する対処方法について考えてみましょう。

急激に血性の排液が出たときの対処方法

●看るべきポイント
・再出血の可能性はないか
　①医師に報告する。
　②凝血がないか確認する。
　③排液の性状と量の変化を時間ごとに観察する。

排液に混濁や浮遊物があるときの対処方法

●看るべきポイント
・感染していないか
　①刺入部が発赤していないか。
　②刺入部が腫脹していないか。
　③排液の性状と量、においに異常がないか。

患者さんに突然痛みを感じたときの対処方法

●看るべきポイント
・刺入部が炎症していないか
　①挿入部に異常はないか確認（発赤や腫脹など）する。

・鎮痛薬の量が足りていない可能性
　①医師に相談し、鎮痛薬の量の調整を検討する。

排液量が急激に減ったときの対処方法

●看るべきポイント

・ドレーン側に異常はないか（ドレーンの閉塞や屈曲）
・ドレーンが閉塞していたら、ミルキングする。
　①ドレーンが屈曲していたら、屈曲しないようにドレーンの置き方を調整し、体の下にドレーンがあり閉塞している場合は、体位変換などで対応する。

ドレーンが事故抜去しているときの対処方法

●看るべきポイント

・どの程度抜去しているか
　①ガーゼを外して刺入部を確認する。
　②ドレーンが完全抜去していたら、すぐに医師に報告する。

※完全抜去していない場合、今後抜去しないようにドレーンに余裕を持たせて固定し直します。

ドレナージ側の末梢が冷たいときの対処方法

●看るべきポイント

・大腿動脈の血流障害（深部静脈血栓症、循環不全）
　①末梢の血流を確認して医師に報告する

※確認できない場合はドプラーを使用します。

・ドレーン刺入部の発赤や腫脹がないか。
・ドレーン内に凝血が溜まっていないか。

▼ドプラー：超音波によって、血流を調べることができる

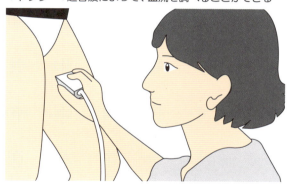

MEMO

---

column

整形外科術後の"滅菌管理"の重要性

　どの科の手術でも「術後感染」は、回復を妨げる大きな要因となりますが、整形外科の手術後は特に、**滅菌管理**に留意する必要があります。なぜなら、骨への感染は完全な治癒が非常に難しく、場合によっては感染部位よりの中枢側での切断となる可能性があるためです。　また、骨への感染が長引くと、致命的となることがあります。

　整形外科の患者さんには高齢者の方が多く、免疫力が低下している場合があります。また若年層の患者さんでも、その後の社会復帰に大きな影響を与えますので、術後の滅菌管理には、十分留意しましょう。

chapter 8

部位別のドレーン管理
乳がん手術後ドレナージ

乳がんの手術後、
ドレナージを行うのはどのようなケースで、
ドレーン管理にはどのような
ポイントがあるのでしょうか。

乳がん手術後ドレナージとは

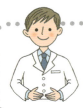
乳がん手術後ドレナージには、どのようなものがあるのでしょうか。ここでは、乳房全摘出術と腋窩リンパ節郭清術の仕組みについて考えてみましょう。

乳がん手術後ドレナージの仕組み

乳がんの手術後には、どのような仕組みのドレナージが必要なのでしょうか。

乳房全摘出術ドレナージ

乳房全摘手術後の場合

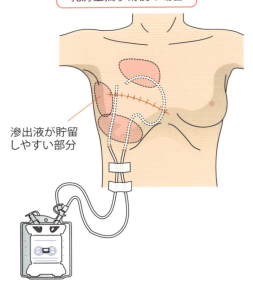

滲出液が貯留しやすい部分

腋窩リンパ節郭清ドレナージ

腋窩リンパ節郭清術後の場合

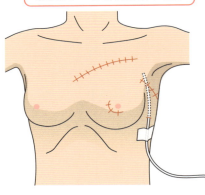

腋窩にドレーンを留置して皮膚縫合を行う

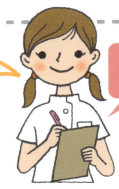

乳がん手術をしても乳房温存術で腋窩リンパ節郭清をしない手術の場合は、ドレナージ処置をする必要はありません。乳房全摘出術や腋窩リンパ節郭清術の場合は、大きな切除腔に浸出液が溜まるため、ドレーンを留置して排液します。

新人ナースからのアドバイス

適応と目的

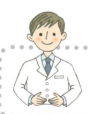

乳がん手術後ドレナージの適応と目的にはどのようなことがあるでしょうか。適応ごとの目的をそれぞれ考えてみましょう。

乳がん手術後ドレナージの適応

乳がんの手術では、次のような術式のとき、ドレナージが適応となります。

・乳房全摘出術
・腋窩リンパ節郭清術

※大きな切除腔に溜まる浸出液をドレナージする必要がある場合です。

乳がん手術後ドレナージの目的

●予防としてのドレナージ

乳がん手術後の「予防ドレナージ」には、どのような目的があるのでしょうか。

・浸出液が溜まるのを防ぐ。
　ドレナージで陰圧をかけることで止血効果がある。

●情報としてのドレナージ

乳がん手術後ドレナージには、「情報ドレナージ」の役割もあります。

・排液の性状と量を確認することで経過を観察できる。
　①術後出血の有無を観察することができる。
　②リンパ液の漏れの有無を観察することができる。

挿入の実際

乳がん手術後ドレナージの挿入にはどのようなことを注意すればいいのでしょうか。ここでは、使用するドレーンの種類やドレーンの固定方法について考えてみましょう。

乳房全摘出術のドレーン留置

乳房全摘出術の術後には、いくつかのドレナージの方法があります。

・乳房全摘出術のドレーンは前胸部に1本。
・腋窩リンパ節郭清術のドレーンは腋窩に1本。
・乳房全摘出術と腋窩リンパ節郭清術を同時に行った場合は、計2本留置する。

乳房全摘出術	腋窩リンパ節郭清術
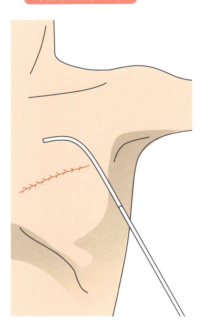	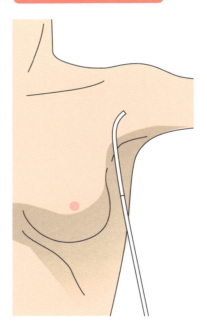
乳房を全摘出した側の前胸部に1本留置する	リンパ節郭清を行った腋窩に1本留置する

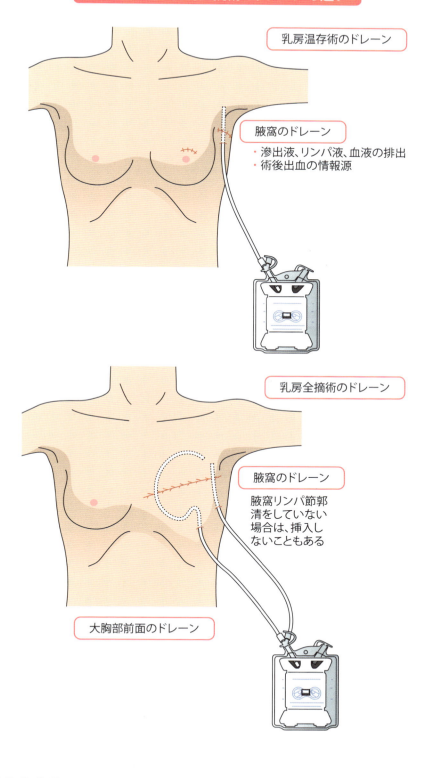

乳がん手術後のドレーンの種類

乳がん手術後ドレナージで使用される、閉鎖式ドレーンの種類を見てみましょう。

閉鎖式ドレナージ（J-VAC、SBバック、リリアバックなど）　➡ドレーンに持続的に陰圧をかけることが有効であるため。

▼（左）J-VAC　　　　▼（中）SBバック　　　　▼（右）リリアバック

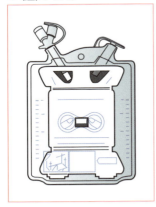 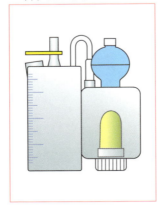 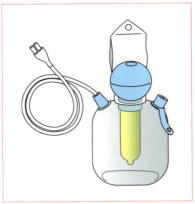

乳がん手術後ドレナージの固定方法

乳がん手術後には、次のような手順でドレナージが行われます。

①ドレーンと皮膚を糸で固定する。
②皮膚と糸を固定した後、体とドレーンをテープで固定する。
③患者さんの状態（高齢者や皮膚）に応じて、ドレッシング剤などで皮膚を保護する。
④排液バッグの落下による事故を防ぐために、排液バッグを固定する。

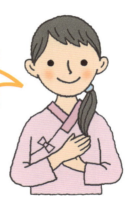

乳がん後のドレーンはいつ抜いてもらえるのか、教えてもらえるとありがたいです。

乳がん手術後の患者さんへの精神的ケア

乳がん手術後の患者さんの心理状態を理解し、気持ちに寄り添った精神的ケアをします。

①手術後、不安になっている患者さんの心の負担をケアする。
②手術後に患者さんが目を覚ましたら、手術が終わったことを報告する。
③患者さんの心理状態に合わせて、経過の情報提供をする。
④ドレーンを留置されていることで不安が大きくなることがある。
⑤ドレーン留置の必要性を説明して協力を求める。
⑥患者さんとコミュニケーションをとる。
⑦会話ができない場合は、ノンバーバルコミュニケーションを利用する。

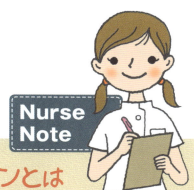

ノンバーバルコミュニケーションとは

声のトーンや大きさや、表情、体の動かし方やジェスチャーを使ったコミュニケーションスキル

▼会話ができない場合のコミュニケーション方法

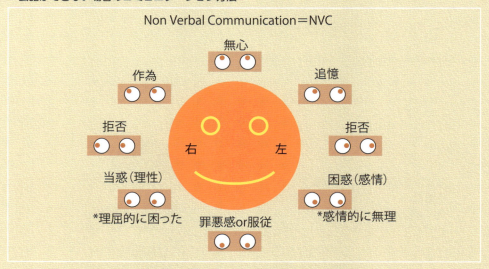

ノンバーバルコミュニケーションで患者さんの心境を読みとります。

挿入患者さんの観察ポイント

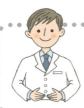

乳がん手術後ドレナージを挿入している患者さんの観察ポイントには、どのようなことがあるでしょうか。排液の性状や量、刺入部の観察ポイントについて、それぞれ考えてみましょう。

✚ 排液の性状の観察ポイント

●正常な排液の性状の流れ
乳がん手術後のドレーンからの排液は、次のような流れで正常化していきます。

・血性（赤）➡淡血性（淡赤）➡漿液性（淡黄）。

●異常な排液の性状の流れ
次のような変化がみられた場合は、感染徴候など何らかの異常が疑われます。

・徐々に薄くなっていた排液が、急に鮮血の排液になった。

✚ 排液の量の観察ポイント

正常な排液量は、1日100mL以下とします。

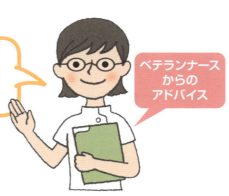

排液性状の異常や、排液量が急激に増えた場合は、すぐに医師に報告して指示を受けましょう。

ベテランナースからのアドバイス

陰圧吸引式ドレナージシステムの観察ポイント

陰圧吸引式ドレナージシステムが正常に作動しているかどうか、確認してみましょう。

・陰圧が正常にかけられているか。
　①ドレーンや排液ボトルの接続部などにリークがないか。
　　➡膨らみがあればエアリークを疑う。
　②排液ボトルが垂直に保たれているか。
　③ドレーンに余裕は持たされているか。

ドレーン刺入部の観察ポイント

ドレーン刺入部は、次のようなポイントに沿って、しっかりと観察します。

・発赤していないか。
・腫脹していないか。
・かぶれなどが生じていないか。
・出血していないか。
・浸出液が漏れていないか（早急に医師に報告）　➡ドレーンの閉塞や屈曲、抜去の可能性。

進化し続ける"乳がんの術式"

　1900年代の初め頃から始まった**定型乳房切除術**は、乳房、大胸筋、小胸筋、腋窩リンパ節もすべて除去する術式で、これは1970年代頃まで標準であるとされてきました。1980年代に入って、早期乳がんに対する部分切除が増え、さらに1990年代以降、乳房温存手術＋放射線療法が主流となりましたが、これでも乳房の変形を防ぐことは難しいケースもありました。そこで行われるようになったのが、乳房再建という方法です。

　手術にて乳房を切除した後、**ティッシュエキスパンダー**と呼ばれる「袋」を皮膚の下に挿入して、一定の期間をかけて皮膚を伸ばします。その後、自家脂肪やシリコン製人工乳房などを使い、乳房の形を整える（再建する）という方法です。乳房再建については、2013年から保険も適応されるようになりました。

患者さんに痛みはないか

・患者さんに痛みが生じたら、医師と相談して鎮痛薬の量を調整する。
・痛みの強さはスケールを使用して確認する。

①VAS（Visual Analogue Scale）

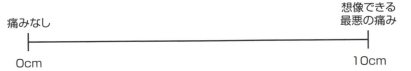

②NRS（Numerical Rating Scale）

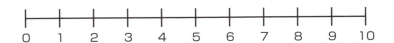

③言葉による痛みの強さの尺度（VRS）
　痛みなしを"ゼロ"として、あなたが想像できる最高の痛みを"10"とすると、いまの痛みはいくつですか？

④FPS（Face Pain Scale）

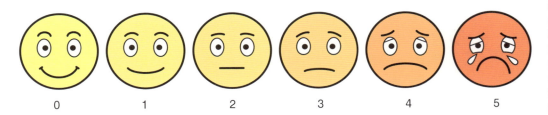

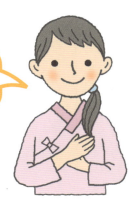

スケールを使うと、自分の状態をうまく伝えられるので、助かりました。

感染予防対策

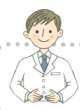

乳がん手術後ドレナージの感染予防対策には、どのようなものがあるのでしょうか。特に、刺入部における感染や逆行性感染には注意が必要です。

ドレーンの刺入部における感染予防対策

刺入部の消毒を怠らないようにします。
※消毒は10％ポビドンヨードを使用することが多いが、各病院でのマニュアルに従うこと。

●目安
①刺入部をドレッシング材で保護している場合➡1週間に1回。
②刺入部をガーゼで保護している場合➡2日間に1回。

●感染チェック
①発赤していないか。
②腫脹していないか。
③かぶれていないか。

ドレナージ回路に対する感染予防対策

ドレナージ回路からの感染を予防するため、次のようなことに十分注意しましょう。

①排液バッグの接続部を扱う場合は、清潔操作に細心の注意を払う。
②ドレナージ回路内を無菌状態に保つため、接続部の開放は最小限で済ませる。
③排液バッグを垂直に保ち、刺入部より上に留置しない。

抜去の判断とタイミング

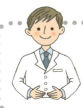

乳がん手術後ドレナージ抜去の判断とタイミングには、どのようのものがあるのでしょうか。長期留置は、感染のリスクを高めることになるため、なるべく早期での抜去が望まれます。

✚ 乳がん手術後ドレナージにおける抜去の判断

乳がん手術後ドレナージは、どのような状態になれば、抜去が検討されるのでしょうか。

・1日の排液量：30〜50mL/以下になったら。
・平均抜去日数：術後4〜7日目ぐらい。

✚ 乳がん手術後ドレナージにおける抜去のタイミング

長期留置によって感染症のリスクが高まるため、排液がある場合でも1〜2週間後には抜去します。抜去後は、外部から穿刺吸引します。

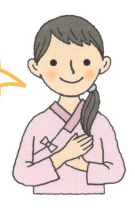

乳がん手術後のドレーンって、とても大事なんです。

乳がん手術後ドレナージの抜去時のポイント

●抜去のための呼吸法

抜去後は、縫合糸で刺入部を結紮する➡結紮（けっさつ）が終わったら呼吸をしてもよいです。

呼吸法の順序

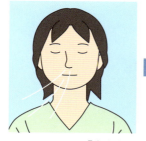
「大きく吸って〜、吐いて〜」

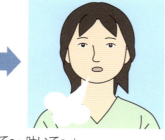

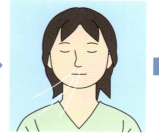
「吸って〜吐いて〜」

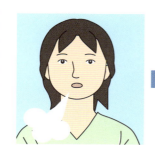

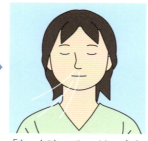
「もっと吐いて〜、はい息を止めて」

➡ 抜去

※呼吸を止めてもらうのは、エアが体内に入り込むのを防ぐためです。
※抜去前に呼吸方法を患者さんと練習しておきましょう。

ドレナージ抜去の判断とタイミングを正しく理解しましょう。

先輩ナースからのアドバイス

トラブルシューティング

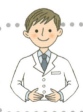

乳がん手術後ドレナージのトラブルシューティングにはどのようなものがあるのでしょうか。それぞれのトラブルに対する対処方法について考えてみましょう。

急激に血性の排液が出たときの対処方法

●**看るべきポイント**

・再出血の可能性はないか。
　①凝血がないか確認する。
　②排液の性状と量の変化を時間ごとに観察する。

排液が淡黄色の漿液性から血性に変化したときの対処方法

●**看るべきポイント**

・感染していないか。
　①バイタルサインを確認する。
　②排液の性状と量、においに異常がないか。

ドレーン以外の部位に腫脹ができたときの対処方法

●**看るべきポイント**

・ドレーン先端とは違う部位に組織が溜まった。
　①腫脹の範囲と状態を医師に報告する。
　②外部から針付きシリンジで穿刺吸引を行うこともある。

排液量が急激に減ったときの対処方法

●**看るべきポイント**

・ドレーン側に異常はないか（ドレーンの閉塞や屈曲）。
　①ドレーンが閉塞していたら、定期的にミルキングする。
　②ドレーンが屈曲していたら、屈曲しないようにドレーンを処理する。体の下にドレーンがあり閉塞している場合は、体位変換する。
　③排液を促すための体位変化や手指関節、肘関節運動を実施する。

ドレーンが事故抜去しているときの対処方法

●**看るべきポイント**

・どの程度抜去しているか。
　①ガーゼを外して刺入部を確認する。
　②ドレーンが完全抜去していたら、すぐに医師に報告する。

※完全抜去していない場合、今後抜去しないようにドレーンに余裕を持たせて固定し直します。

手指のしびれがあるときの対処方法

●**看るべきポイント**

・循環障害の可能性
　①圧迫固定が強すぎないか。
　②どの程度しびれているか。
　③皮膚の色に問題は無いか。

※圧迫固定によって死腔をなくすと、効果的に排液できます。
※歩行時は三角巾で前腕より末梢を支えます。

あとがき

　最後まで読んでいただき、ありがとうございます！
　2009年にスタートした看護師向けハウツーWebメディア「ナースハッピーライフ」も今年（2017年）で8年目になりました。ここまで支えてくださった看護師を始めとした皆様、本当にありがとうございます。

　出版書籍は今回の「ドレーン管理のキホン」で3冊目になります。
　ドレーン管理といえば、もともと当サイトのコンテンツのなかでも読者が多く、サイトやSNSでご意見・ご感想をいただきますが、看護師以外の読者も多いなと思っていたコンテンツのひとつでありました。

　今回の出版に際しましては、看護師さんはもちろん、介護職の方、自宅で管理されている患者ご家族にも読んでいただけるように、ドレーン管理に必要な基礎を分かりやすくまとめました。本書を買っていただいた貴方のスキルアップが、誰かのハッピーに結びついてくれることを願ってやみません。

　もし「こんな情報がほしい」「こんなことを知りたい」など、ご意見・ご感想がありましたら、LINE@やサイトにぜひメッセージをお寄せください。皆で、患者さんはもちろん、ナース自身も幸せになるために必要なことを考え、ナースハッピーライフを盛り上げて行ければと思っています。
　これからもよろしくお願いいたします。

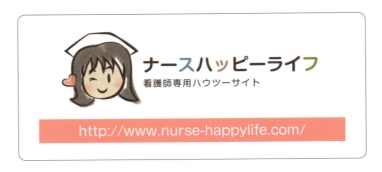

●Webサイト

●LINE@アカウント

索引

●あ行

洗い残し	58
安全ピン	23
胃管チューブ	15
胃ドレナージ	24
陰圧吸引式ドレナージシステム	141
ウィンスロー孔	62
ウィンスロー孔・肝下面ドレナージ	24
ウーンドサクション	28
うがい	58
エアフィルター	120
エアリーク	97
腋窩リンパ節郭清ドレナージ	134
オープントップ型パウチ	22

●か行

開通確認	36
開腹手術	74
開放式ドレーン	15
開放式ドレーンの抜去予防	39
開放式ドレナージ	23,74
カテーテル	14
化膿性関節炎	123
間欠的ドレナージ	26
患者さんの苦痛	33
関節腔ドレナージ	126
関節手術	123
感染	44,54
感染徴候	52
感染予防	44,59
感染予防策	56
感染予防対策	70,85
肝臓	76
気胸	91,92,103

キサントクロミー	114
気泡	97
キャスター付き移動器具	102
逆行性感染予防対策	70
急性水頭症	110
胸圧吸引式ドレーン	15
胸腔	90
胸腔ドレーン	15
胸腔ドレナージ	24,92,94,101,103
胸腔内操作	92,99
胸水	91,92,99
胸膜炎	93
クイックフィックス	42
屈曲	36
くも膜下出血	117
経皮経肝的胆道ドレナージ	78,80,84,88
経皮経肝的胆嚢ドレナージ	78,84,88
経皮経肝的ドレナージ	78,81
血胸	92,99
血腫除去	110,117
血性	105
原発性気胸	93
高齢者	127
呼吸性移動	106
固定テープ	43

●さ行

擦式手指消毒	128
サンプ型ドレーン	29,30
三方活栓	120
事故抜去	38
自己抜去	38
自然圧ドレナージシステム	108
持続吸引器	27

149

持続的ドレナージ	26	体外ドレナージ	86
十二指腸	76	タイガン	94
集尿袋	15	体内ドレナージ	86
手術部位感染ガイドライン	70	ダグラス窩	62
術後感染	132	ダグラス窩ドレナージ	24
受動的ドレナージ	26	胆汁	76
情報的ドレナージ	20	単純丸型ドレーン	30
シリコン	29	胆道ドレナージ	24,76,81,85
人工関節手術	127	チャンバー細管	115
人工骨頭置換術	123,126	中心静脈カテーテル	15
人工骨頭置換術後ドレナージ	122	チューブ	14,96
人工髄液の注入	110	チューブ型ドレーン	29
人工膝関節置換術	129	直腸子宮窩	62
心臓血管カテーテル	15	直腸膀胱窩	62
心嚢ドレナージ	24	治療的ドレナージ	20
心不全	93	手洗い	57
髄液	118	低圧持続吸引器	27
髄液漏予防	117	テープ交換	43
水頭症	110	デュープル型ドレーン	30
水封室	97	手指衛生	57
数字評価尺度	45,68	手指消毒	56
頭蓋内圧	118	疼痛	99
スタンダード・プリコーション	56	透明ドレッシングフィルム	42
ステント留意	87	ドレーピング	94
整形外科手術後ドレナージ	24,55,122	ドレーン	14
精神的苦痛	47	ドレーン管理	35
精神的ケア	47	ドレーン刺入部	69
脊髄手術	123	ドレーン接続部	106
脊髄術後ドレナージ	122	ドレーン挿入のタイミング	32
脊椎腔ドレナージ	24	ドレーン挿入の適応	31
背中の痛み	105	ドレーンの固定位置	37
続発性気胸	93	ドレーンの引っ張り	100
		ドレーンの閉塞	96
●た行		ドレーン抜去	48
体位ドレナージ	37	ドレナージ	16
体位変換	37	ドレナージ回路	85

●な行

内視鏡的逆行性胆道ドレナージ	78,84
内視鏡的逆行性胆嚢ドレナージ	78,84
内視鏡的経鼻胆道ドレナージ	78,79,83,88
内視鏡的ドレナージ	78,81
乳がん手術後ドレナージ	134
乳がんの術式	141
乳房全摘出術のドレーン留意	136
乳房全摘出ドレナージ	134
尿道カテーテル	15
膿胸	92,99
脳室ドレーンの固定方法	113
脳室ドレナージ	24,55,108
脳室ドレナージ圧	111
脳室ドレナージシステム	109
脳槽ドレナージ	24
能動的ドレナージ	26
ノンバーバルコミュニケーション	139

●は行

排液	40,65,82,87,99,105,106,114,126
排液の性状	53,67
排液の分類	41
排液バッグ	66, 85
排液パック	15
排液量	40,53,68
肺合併症	100
ハイドロコロイド材	42
抜去	38,71,88,103,117,129,144
抜去予防	38
半閉鎖式ドレナージ	22
非交通性水頭症	117
膝関節腔ドレナージ	122
左横隔膜下ドレナージ	24
左 傍結 腸 溝ドレナージ	24

皮膚被膜材スプレー	83
標準予防策	56
フィルム型ドレーン	29,30
フェイススケール	46,68,99
腹腔ドレナージ	62,65
節洗浄術	129
浮遊物	130
プリーツ型ドレーン	30
閉鎖式持続洗浄法	126
閉鎖式ドレーン	15
閉鎖式ドレーン抜去	39
閉鎖式ドレナージ	22,74,126,138
閉塞性水頭症	117
帽子	18
保護材	42
ポリ塩化ビニル	29

●ま行

マキシマル・バリア・プリコーション	18
マスク	18
末端静脈カテーテル	15
マルチスリット型ドレーン	29
右横隔膜下ドレナージ	24
右傍結 腸 溝ドレナージ	24
ミルキング	36,87
滅菌ガウン	18
滅菌管理	132
滅菌手袋	18
滅菌ドレープ	18
メラMSカート	102
モリソン窩	62
モリソン窩ドレナージ	24

●や行

薬液の注入	110

用手ミルキング法 ……………………………… 36
予防的ドレナージ ………………………………… 19

●ら行

ラウンド型ドレーン …………………………… 30
ラテックス ……………………………………… 29
リリアバック …………………………………… 138
ローラー鉗子 …………………………………… 36

●アルファベット

BPS ……………………………………… 46,69
ENBD ………………………………………… 78
ERBD ………………………………………… 78
ERGBD ……………………………………… 78
FPS ……………………………………… 45,142
J-VAC ……………………………………… 28,138
NRS ………………………………………… 45
PTBD ………………………………………… 78
PTCD胆道ドレナージ ……………………… 15
SBバッグ …………………………………… 28,138

MEMO

【著者紹介】
株式会社レアネットドライブ
ナースハッピーライフ編集グループ

2009年6月より、明日の看護ですぐ使える知識を学べるハウツーサイト「ナースハッピーライフ」(http://www.nurse-happylife.com/) を運営。サイトでは、管理人「椿」と共に、看護技術、看護用語、転職を有利にすすめるためのハウツー、悩みを抱える看護師の相談に答える「椿のお悩み相談室」などのコンテンツを日々更新。多くの看護師の「困った」を解決している。

ナースハッピーライフ更新情報
・Facebookページ：
　　https://www.facebook.com/nursehappylife/
・twitterアカウント：@nurse_happylife
・LINE@：友だち追加QRコード

LINE@：https://line.me/ti/p/%40arr9202l

【監修】
長尾　和宏　医療法人社団裕和会 理事長
　　　　　　　　長尾クリニック 院長
　　　　　　　　東京医科大学 客員教授

看護の現場ですぐに役立つ
ドレーン管理のキホン

発行日	2017年 4月 1日	第1版第1刷

著　者　株式会社レアネットドライブ
　　　　ナースハッピーライフ編集グループ

監　修　長尾　和宏

発行者　斉藤　和邦
発行所　株式会社　秀和システム
　　　　〒104-0045
　　　　東京都中央区築地2丁目1−17　陽光築地ビル4階
　　　　Tel 03-6264-3105（販売）Fax 03-6264-3094
印刷所　図書印刷株式会社　　　　Printed in Japan
ISBN978-4-7980-4978-6 C3047

定価はカバーに表示してあります。
乱丁本・落丁本はお取りかえいたします。
本書に関するご質問については、ご質問の内容と住所、氏名、電話番号を明記のうえ、当社編集部宛FAXまたは書面にてお送りください。お電話によるご質問は受け付けておりませんのであらかじめご了承ください。